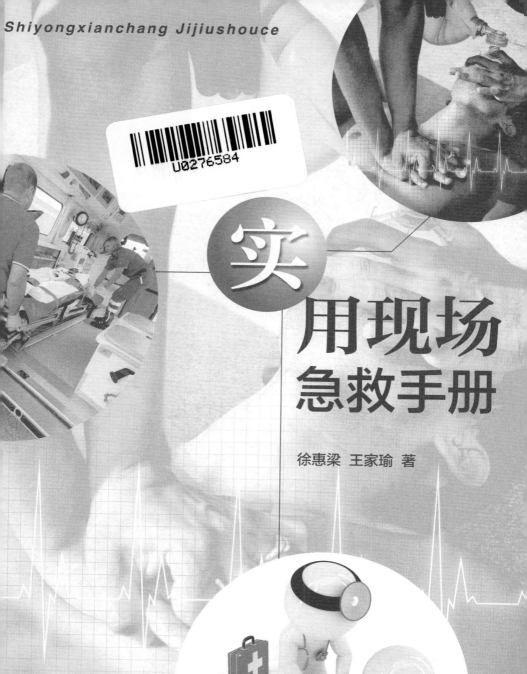

Shiyongxianchang Jijiushouce

U0276584

实

用现场
急救手册

徐惠梁 王家瑜 著

复旦大學 出版社

序

　　徐惠梁、王家瑜两位教授编著的《实用现场急救手册》即将付梓出版，我作为他们的长者和老友，谨表祝贺！

　　现代急诊医学的核心是急诊医疗服务体系（emergency medical service system，EMSS）建设。EMSS 由院前急救、急诊科和重症监护病房（ICU）三部分组成。院前急救处于 EMSS 这一急救长链中的源头，是极其重要、极其关键的一环。

　　最近 20 多年来，我国的院前急救事业取得了长足进步。徐惠梁教授是这一段重要历史的一名忠诚的实践者和见证人。徐惠梁教授原是上海港港区的一名主管医师，从事港区医疗与现场急救 20 余载，其间曾现场抢救上百例重大工伤伤员，深受海港职工的爱戴与好评。1994~2007 年，在卫生部医政司全国急救人员培训中心从事急诊医学继续教育与急救培训工作，负责全国急救医学进修班与全国危重病急救专业进修班 2 个国家级继续教育项目，曾举办全国急救医学进修班 66 期，举办急救管理培训班 30 多期，其间共培训各地急救医学骨干与急救管理干部 5 000 余名；参与 "95" 国际灾难与急救医学会议等多次国际、国内急救医学学术会议的筹备与组织工作。2008~2010 年受同济大学附属东方医院刘中民院长之聘，担任东方医院急救培训中心主任一职，其间举办急救技能与初级急救培训班百余期，培训世博会医疗保障医务人员与重点志愿者 6 000多名；创建美国心脏学会（AHA）东方医院心血管急救培训中心，筹备组织了 2010 浦东新区医务人员急救技能大赛。自 1994 年起他还致力于公众的初级急救培训，累计举办初级急救培训班与急救知识讲座 1 000 多期（次），培训初级急救骨干 60 000 多名，是迄今为止国内主持举办急救医学培训班最多、培训急救医学专业人员和公众急救骨干人数最多的一名急救培训人。为弘扬现代急诊医学、普及急救知识技能，他于 2012 年 5 月以一己之力创建急救医学专业网站《良奕网》。徐惠梁教授自 2003 年起接触 AHA 心血管急救课程，熟悉 AHA 2000、2005、2010 各个版本的国际复苏指南，他是 AHA 心血管急救项目注册主任培训师、中华医学会急诊医学分会复苏专业委员会委员、上海市院前急救质量控制中心专家委员会委员，是国内知名的急诊医学教育专家和资深急救培训人。

王家瑜教授 1970 年自上海第二医学院毕业后主动奔赴边远的甘肃省基层医院工作，为当地百姓从事医疗保健和医疗急救数十载。回沪后在上海第二医科大学附属仁济医院从事一线临床工作。1997 年调入浦东新区社会发展局主管卫生工作。自 2007 年起担任浦东新区医学会会长至今。王家瑜教授重视浦东新区 EMSS 建设，重视基层医疗急救与医务人员急救技能的培训。在他的倡导下，浦东新区长期坚持举办医务人员实用急救技术培训班和 AHA 高级心血管生命支持（ACLS）技术培训班，使浦东新区的医疗急救整体水平有了大幅度提升。

徐惠梁、王家瑜两位教授合作编著《实用现场急救手册》是他们多年来的夙愿，也是他们多年友好合作的重要结晶！

《实用现场急救手册》融合了当代急诊医学、院前急救、灾难医学与复苏医学的最新成果，是我国最近 20 年来院前急救历史和院前急救医学成果的总结和展示。本书内容具实用性、先进性、原创性，且图文并茂，是急诊医学领域不可多得的佳作。我十分乐意地将本书推荐给广大急诊医学同仁！是为序。

中华医学会急诊医学分会名誉主任委员
南京医科大学附属第一医院终身教授

2015 年 7 月

前 言

近 20 年来我国的院前急救事业取得长足进步，笔者是这一段重要历史的忠诚实践者和重要见证人之一。把最近 20 年来我国院前急救发展历史和院前急救医学成果进行总结和展示是笔者义不容辞的责任；20 多年从事急诊医学继续教育和急救培训工作的经历加深了笔者对现代急诊医学的理解，这些也应与各地急诊医学同仁共享！

笔者从事急诊医学继续教育与急救培训工作达 20 余载，熟悉急诊医疗服务体系（EMSS）的每一环节，对现代急诊医学、EMSS 建设、院前急救、复苏医学、灾难医学等有自己独到的理解与思考。书中融合现代急诊医学、院前急救、灾难医学、复苏医学的最新成果，内容具实用性、先进性、原创性，图文并茂。书中介绍的实用急救技术的操作步骤都配以演示图片，讲解清楚，易学易记。书中还收录了多例现场复苏成功并存活的猝死病例，资料弥足珍贵。书中的现场复苏三大实用急救技术的操作步骤及考核评分表系笔者多年从事急救培训实践与经验的总结；附录中收录的《心血管急诊的急救规范》系笔者根据 2005 年美国心脏学会心肺复苏与心血管急救指南编译，该急救规范直观、实用，比较符合我国急诊医学临床实践，可供各地医疗机构开展急救技能培训与考核时参考。

经过近 1 年的努力，《实用现场急救手册》即将付梓出版，笔者内心甚感欣慰，但也有些许不安。由于笔者医学基础功底不深、知识面也比较局限，错误和疏漏之处在所难免，恳请前辈专家和急诊医学同仁们予以斧正！

在本书撰写过程中得到前辈专家们的鼓励和指点，王一镗教授亲自为本书作序，使本书增色不少。在此谨向王老和长期关心、鼓励、支持笔者成长的急诊医学界前辈专家朋友和长期以来支持笔者工作的各地急诊医学同仁们致以崇高的敬意和衷心的感谢！

上海 120 科教部对本书部分示教照片的拍摄予以大力支持，上海师范大学老年大学摄影高级班学友傅其立老师为本书示教照片的拍摄付出了辛劳，在此一并表示深深的谢意！

编者

2015 年 7 月

目 录

第一章

我国院前急救的现状与发展趋势

急诊医疗服务体系（emergency medical service system，EMSS）建设是现代急诊医学的重要内容。急诊医疗服务体系由院前急救、医院急诊科和医院重症监护病房（ICU）（简称"急诊三环"）组成，而院前急救是急诊医疗服务体系三环中的首要一环，也是最重要的一环。院前急救是患者（伤员）送入医院前的紧急救护，包括社会公众在现场的自救、互救和医务人员在现场实施的初次救护。院前急救的主要任务是维持患者（伤员）的生命体征、减轻患者（伤员）痛苦、规范处置后迅速转送医院救治，为患者（伤员）入院后的治疗和康复奠定良好的基础。系统、规范、准确的院前急救能减少患者（伤员）的死亡率和致残率，提高生存率。

第一节　急诊医学基本概念

一、急诊医学的定义

急诊医学 (emergency medicine) 是一门综合性医学边缘学科，是研究和处理各类疾病急性发病阶段的病因、病理和抢救治疗的专业。

现代急诊医学主要由院前急救、院内急诊、危重急症监护医学等学科融合形成的现代医学学科。由于院前急救有着与急诊医学院内部分不同的工作环境条件，它的形成和发展对本学科的建设具有举足轻重的作用。院前急救、院内急诊及重症监护均是现代急诊医学的重要组成部分。

急诊医学是一个正在迅速发展的专业。急诊医学实践需要综合性地紧急和快速评估和处置具有生命危险和残障的疾病，需要具有立即提供急救措施的能力。急诊医学服务人员由受过良好培训的急诊医学技术人员和其他健康保健人员组成，伤病员在最短的时间内急救能否成功取决于急救人员之间的密切合作和相互尊重。

二、何谓EMSS

EMSS 包括院前急救、急诊科和 ICU 三部分。这三部分的急救既独立，又互相联系，且无缝隙衔接，构成一完整的急救链。有关 EMSS 建设的理论是现代急诊医学的核心内容，院前急救是 EMSS 的重要一环，具有广阔的发展空间。

三、院前急救的定义

院前急救 (prehospital care) 是指急、危、重伤病员进入医院前的急救，包括公众的自救互救和专业人员的医疗救护。后者又包括受理呼救、现场急救、快速转运和途中医疗监护等。

四、灾难和灾难医学定义

灾难 (disaster) 是指各种造成人类生命财产损失的自然现象和人类行为，是自然灾难和人为灾难的总和。

灾难医学 (disaster medicine) 是研究人为或自然灾难与人类生命和健康的关系，各种灾难对人类生命和健康的影响及其规律，并寻求有效的灾前医学准备和灾后实施医疗救护和卫生防病的科学。

五、有关急诊急救的若干重要文件

1980 年 10 月卫生部颁布《关于加强城市急救工作的意见》；

1984 年 6 月卫生部颁布《关于医院急诊科室建设的通知》；

1986 年 7 月卫生部颁布《关于加强急诊抢救和提高应急能力的通知》；

1995 年 4 月卫生部颁布《灾害事故医疗救援工作管理办法》；

2003 年 5 月国务院颁布《突发公共卫生事件应急条例》、《国家突发公共卫生事件应急预案》、《国家突发公共事件医疗卫生救援应急预案》；

2004 年 3 月卫生部设立卫生应急办公室（突发公共卫生应急指挥中心），各地卫生行政部门设立卫生应急办公室；

2013 年 11 月国家卫生计生委颁布《院前医疗急救管理办法》。

第二节　院前急救的现状与发展趋势

一、国外院前急救的基本框架和模式

（一）国外院前急救的基本模式

1. 英 - 美模式　以现场对症处理为主，主要由急诊医疗技术员（EMT）及急救医士（paramedics）履行现场急救任务。EMT 分为 3 级，分别是 EMTb、EMTi、EMTp。EMTp 水平接近急救医士。急救医士接受培训学时达 2 000 学时以上，相当于中国以前的医学中专毕业的医士。英 - 美模式是经简单处理后把患者迅速送到医院。图 1-1 为上海 120 部分院前急救专家赴美国旧金山急救中心考察学习时的合影。

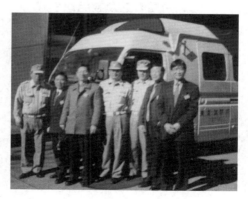

图 1-1　上海 120 部分院前急救专家赴美国旧金山急救中心考察学习时的合影

2. 法 - 德模式 即送医生和技术到现场，希望在患者到达医院前提供高水平的医疗救护，救护措施主要放在现场（图 1-2）。

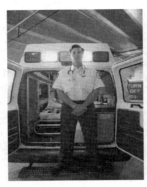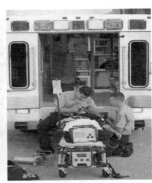

图 1-2 法 - 德院前急救模式

有一句简单明了的话解释这两种模式：英 - 美模式是"把患者送到医院"，法 - 德模式是"把医院送到患者跟前"。

（二）中国的院前急救模式

总体上与英、美模式相似。但是，中国院前急救服务普遍配备医务人员随车，与英、美相比，对患者诊断和救治显然更为有利。

二、中国院前急救组织模式

（一）基本框架

中国院前急救机构在行政上隶属各级政府的卫生行政部门，为公益性非赢利性医疗机构，已初步建立了省、地、县三级的急救中心或急救站。

（二）中国院前急救 4 种模式

1. 院前急救中心（站）模式（院前型） 院前急救中心（站）不设病房，专门从事院前急救。根据地区情况设立若干院前急救中心（站）的分站。上海、天津、西安、武汉等大部分城市采用这种模式。

2. 依托型模式 急救中心依附于一家医院（大多是医院的急诊科），除了完成医院的急诊任务外，还负责院前急救任务。重庆、海口、福州等城市采用这种模式。

3. 独立急救中心模式（独立型） 急救中心除了有病房和门急诊部，还设立院前急救部，担任本地的院前急救，伤病员现场急救后一般接到本急救中心继续治疗。急救中心根据地区情况设立若干分站。沈阳市采用这种模式，北京市原来也采用此模式。

4. 急救指挥中心模式（指挥型） 急救指挥中心不设病房，不配备救护车和医务人员，只负责 120 指挥调度。广州、珠海、汕头、潍坊等采用这种模式。苏州及南宁急救指挥中心与 119 合并在一起。

需指出的是，近年来由于院前急救业务量的迅速上升，许多地方原有的院前急救模式已开始不适应院前急救的实际需要，在探索混合型的一种新模式。如武汉等城市原来属于院前型的，他们的院前急救体系也纳入一部分指挥型的，由网络医院急救中心通过准入参加其急救调度平台。如重庆市原来是依托型，由于城市规模扩大，也有网络医院急救中心通过准入参加其急救调度平台。

三、院前急救医疗机构的任务

（1）提供市民日常的院前医疗急救服务。

（2）实施对灾害和突发事件的应急医疗救援（图 1-3~ 图 1-6）。

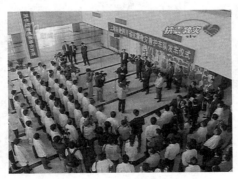

图 1-3　上海市赴四川省抗震救灾救护车队发车仪式

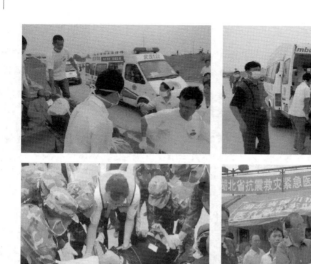

图 1-4 活跃在四川汶川抗震救灾第一线的各地 120 医疗救援队

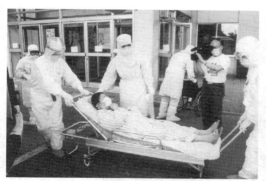

图 1-5 120 人员转运 SARS 患者

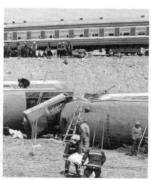

图 1-6 2008 年 4 月 28 日胶济铁路列车相撞现场急救

（3）参与大型社会活动、重要外宾的医疗保障和救援（图 1-7）。

（4）普及市民急救知识（图 1-8）。

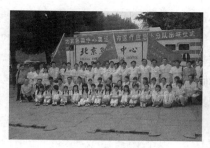

图1-7　北京急救中心奥运会医疗应急小分队出征仪式

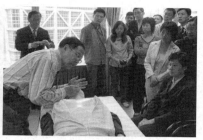

图1-8　上海市院前急救专家在给外企员工做急救培训

四、院前急救的重要性

（1）院前急救是急诊服务医疗体系的重要组成部分。

（2）疾病谱的变化要求院前急救有大的发展和提升。根据上海市医疗急救中心2004年统计，疾病谱顺序前5位为外伤、脑血管急症、心血管急症、呼吸系急症和肿瘤，急救死亡谱顺序前5位为心血管急症、脑血管急症、呼吸系急症、外伤和肿瘤。120机构的建设和发展必须适应疾病谱的这种变化。

（3）近年来，灾难、突发事件、公共卫生事件、恐怖事件增多，对院前急救提出了更高要求。

五、院前急救在灾难和公共卫生事件中的作用

从下面一组数据就可看到院前急救在灾难与公共卫生事件中所起作用的分量。

（1）在2003年全国SARS流行期间，北京累计SARS确诊病例2 521例，占我国内地地区47.32%，占全世界29.93%。从2003年3月12日至7月22日，北京急救中心共转运疑似和临床诊断SARS患者2 790人次，出车1 173车次，零散转运SARS患者215人次，批量转运患者2 400人次，转运重症SARS患者175人次，转送发热患者约2 700人次，调度北京各区站转送发热患者约8 500人次。

（2）2008年汶川地震，5月17~31日，全国各省、自治区出动医务人员5 000余人，通过21次专列、99架包机及万余次救护车的运送，从四川地震灾区向北京、天津、上海、辽宁、浙江等20个省（市、自治区）340多家三级医院转送地震伤员近万名，为最大限度改善地震伤员治疗条件、保护伤员健康创造了有利条件。

（3）汶川地震中，5月12~13日下午3时，成都120派出450辆次救护车赴四川地震灾区，转移5 800名伤员至成都，使伤员能接受较高水平的医疗救治。

（4）上海院前急救系统在汶川地震中，2008年5月14日~7月3日，共36辆救护车、111名医疗救护人员参加抗震救灾，行程25万多千米，出车520次，转运伤员694人，其中重伤员498人。

六、院前急救的特点

院前急救具有以下特点：社会性强、随机性强、时间紧急、流动性强、急救环境条件差、病种多而复杂、智力和体力相结合、对症处理为主。

七、院前急救三大要素

院前急救的三大要素是通讯、运输、医疗。

（一）院前急救的医疗

1. 院前急救医疗的功能定位　维持伤病员的基本生命体征，减轻患者痛苦，稳定伤病情，防止再损伤，降低伤残率和死亡率，快速安全转送。

2. 治疗原则　以对症治疗为主的原则。

3. 药械配置要求　救护车上药械配置有其特殊性。药品配置必须是医疗规范指定的药品，要求作用快、药品的种类不宜过多。器械应选择重量轻、体积小、作用快和效果好，特别注意不能仅是使用交流电源。

4. 院前药品配备40种　监护车主要器械有氧气瓶、心电监护除颤起搏仪、麻醉喉镜、简易呼吸器、人工呼吸器、吸引器、胸外按压泵、血氧饱和度仪、快速血糖仪、真空骨折固定夹板、软担架、铲式担架等。普通车有氧气瓶、心电图仪、简易呼吸器、负压式骨折固定垫、软担架等。

5. 对随车医护人员的业务要求

（1）急救专科医师（急救医学执业医师）资质。

（2）要求掌握的技术：BLS 等级和 ACLS 等级的心肺复苏术、心电监护、除颤、起搏术，包括气管插管在内的各种气道开放术、人工呼吸术、吸引术、供氧术，以及催吐术、静脉输液术、注射术、接生术、外伤止血、包扎、固定、搬运等技术。

（3）院前急救医务人员要求掌握的基本理论：同医院医师。

（4）规范诊治：院前急救处理正确与否直接关系到患者的生死存亡，标准化规范化的诊治不仅有利于提高急救质量，对避免和减少医疗纠纷也有重要意义。

6. 院前分诊

由于时间短促，要求快速进行院前分诊，其目的是决定转送先后次序，所以比医院分诊简单。一般分为重、中、轻、死亡（院前分诊）4 种等级，分别用红、黄、蓝、黑色标记。在分诊时，如果伤员有气道阻塞或大出血两种情况时应立即处理，其他情况均在分诊后再作处理（图 1-9、图 1-10）。

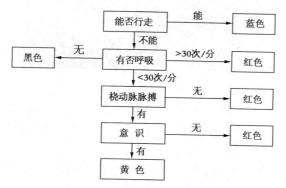

图 1-9 院前急救分诊示意图

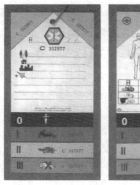 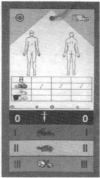

图 1-10　院前分诊伤卡

（二）院前急救的通讯

1. 任务　院前急救通讯任务为平时接受呼救、调度值班车辆出车、做好急救信息的储存和整理；突发公共事件时作为医疗指挥中心的通讯枢纽（图 1-11）。

2. 重要性　灵敏、正确的通讯是院前急救的最先一环，可以说没有现代的先进通讯就没有快速的现代急救。

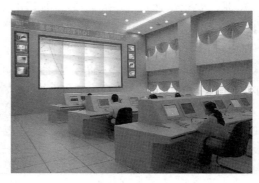

图 1-11　上海 120 急救调度指挥中心

3. 要求　通讯要做到快速、准确、看得见、听得清及能记录。

（1）有全国统一的 120 呼救专用电话号码，有连通分站及主要医院急诊科、卫生局、119、110 等的热线电话。

（2）呼救进入时可自动记录时间及电话号码，能自动记录呼救者地址、自动显示呼救地为中心的地图。

（3）自动推荐最合适的值班车辆，调度及时通过信息机或电话通知值班人员。

（4）通过卫星定位系统 GPS 可随时查看值班车辆在地图中的位置（图 1-12）。

（5）整个通讯系统的全过程同步录音。

（6）可通过计算机查出或打印呼救、调度、出车、到达现场、离开现场、到院、离开医院的时间。

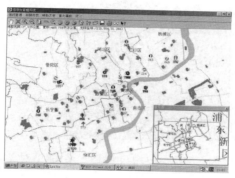

图 1-12 GPS 卫星定位与 GIS 电子地图系统

（三）院前急救的运输

1. 重要性 将急救人员及药品器械及时送达现场，将伤病员经现场诊治后及时送达医院，这些都离不开运输（图 1-13~ 图 1-15）。

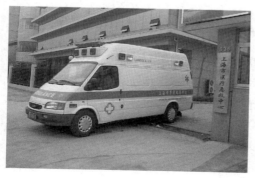

图 1-13 上海 120 的救护车

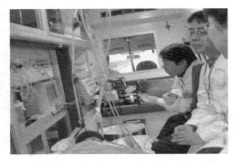

图 1-14　上海 120 的监护型救护车

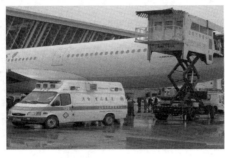

图 1-15　上海 120 的监护型救护车在机场转运患者

2. 院前急救对运输的要求　快速、安全是对急救运输的基本要求，其他还要求舒适、平稳等。

3. 对救护车性能的要求　救护车是主要的运输工具，其性能直接关系到运输的质量。救护车应该具备加速、制动性能好、避震、稳定性能好、密闭性能好、有空调、省油等。救护车车队应保持80% 以上的完好率。

八、院前、院内联系

1. 院前、院内急救需保持紧密联系　院前急救和院内急救（医院急诊科和 ICU）共同组成 EMSS，所以必须保持紧密联系。高水平的院前急救可以为院内急救争取宝贵的时间，创造最有利的条件，而高水平的院内急救给患者以确定性的治疗，使患者最后治愈，也使院前的急救成果得以维持。

2. 院前、院内正常交接　平时以口头或书面形式为主，内容包括初步诊断及已经进行的治疗（图 1-16）。当有成批或急危重伤病员时，还要求讲清伤病员的数目、急危重伤病员目前生命体征及大约到达的时间。

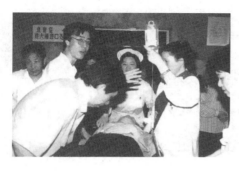

图 1-16　院前 120 与院内急诊的交接

九、我国院前急救与发达国家的差距

自 20 世纪 90 年代至今的 20 年中，我国的院前急救有了长足进步，尤其是 1993 年 11 月全国院前急救培训中心成立（后改名为卫生部医政司全国急救人员培训中心）及 2002 年中国医院协会急救中心（站）管理分会成立以后。2003 年的 SARS 流行与 2008 年的汶川地震给我国的院前急救发展带来了契机，政府的重视及政府对院前急救事业财政投入的大幅度增加，给院前急救事业发展注入生机与活力。我国的院前急救机构在 2003 年抗击"非典"与 2008 年四川抗震救灾及 2008 年北京奥运会、2010 年上海世博会医疗保障中表现出色。院前急救的专业队伍正在成长，院前急救的管理逐步走上正轨（全国大部分省、市、自治区均成立了院前急救质量控制中心），院前急救的地方立法在海南省等少数省市开始尝试。但总体上我国的院前急救发展仍处于初级阶段，与发达国家存在较大差距，具体表现在以下几个方面。

（1）急救半径和急救反应时间上的差距：我国的院前急救半径与急救反应时间与发达国家存在较大差距，内地经济不发达地区与发达国家的差距更大。

（2）院前立体救护上的差距：发达国家立体救护开展较早、目前应用也较广较普遍，我国的立体救护在沿海发达地区仅刚刚起步。

（3）院前急救的规范化标准化上的差距。

（4）院前急救资源配置科学合理性上的差距。

（5）院前急救分层次救护（急救调度分诊）上的差距：发达国家院前普遍实行急救调度分诊，而我国院前急救调度分诊尚未开始。

（6）院前院内的无缝隙衔接上的差距。

（7）院前急救的救治水平（复苏、创伤）上的差距。

（8）我国全国院前急救整体水平较低，地区发展极不平衡。

十、我国院前急救存在的突出问题

（1）急救组织性质和管理体制不明确。

（2）急救网络缺乏统一规划。

（3）院前急救机构与人员缺乏统一资质要求。

（4）院前急救与院内衔接机制不明确。

（5）对急救对象缺乏分类管理。

（6）公民的急救责任和义务没有明确规定（需立法加以解决）。

十一、我国院前急救的发展方向

（1）缩短急救半径和反应时间（平均呼救与到达现场的时间）：急救半径和反应时间是反映急救速度的主要客观指标之一。影响因素有道路畅通程度、值班车辆的数量及分布、城市交通状况、急救人员素质等。发达国家大多在 5~7 分钟，我国都在 12 分钟以上。

（2）增加急救人次占急诊人次的百分比：急救人次增加不仅与急救中心的状况有关，而且与地区的经济有关。发达国家占比例较高，我国大多不超过 2%。

（3）提高心脏骤停现场复苏成功率：现场复苏成功人数占急救心跳骤停人数的百分比为现场复苏成功率，是反映院前急救系统医疗水平的主要客观指标之一。现场复苏成功率影响因素为市民心肺复苏普及率、心脑血管疾病急救知识的普及程度、急救反应时间、急救人员 ACLS 技术水平及救护车药械配备等。发达国家最后出院复苏成功率为 9%~23%，我国现阶段复苏成功率还很低，不到 1%。

（4）提高院前创伤救治水平：发达国家现已形成较完善的创伤急救网络，制定各种相应的规范性文件，大大提高了创伤救治的成功率。以加拿大为例，不断完善的创伤急救系统使严重创伤致死率从 1992 年的 51.8% 逐步下降到 2002 年的 8.6%。我国目前机动车拥有量为美国的 1/16，但交通事故死亡率却是他们的 35 倍。我国交通事故造成的死亡与受伤比例为 1:5.5，而美国只有 1:1.2，差距不小。

（5）提高突发公共卫生事件应急能力：急救中心在灾害和突发事件发生时能否快速的投入是衡量应急能力水平的尺度，也是能否得到当地行政部门和市民认可的重要因素。影响因素为通讯的灵敏度、急救中心值班人数、值班车辆数、应急系统的管理、院前急救系统与消防、公安及院内等系统的联系。

（6）实现院前急救的分层次救护（急救调度）。

（7）实现院前院内无缝隙衔接。

（8）逐步实现院前急救的规范化标准化。

（9）开展直升机救护，逐步实现院前急救的立体救护（图 1-17）。

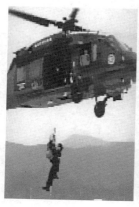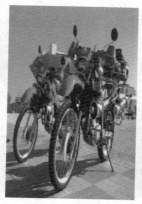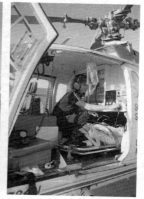

图 1-17　直升机救护

（10）加快急救立法，尤其须加快院前急救立法：现阶段各地发展不平衡，尤其是东西部条件差距较大，故应鼓励地方制定各省市地方性院前急救条例，待条件成熟时制定国家急救法。

（11）开展和普及院前急救的信息化管理，应逐步推广院前急救病例电子化。

十二、我国院前急救发展需解决的核心问题

我国院前急救发展需解决的三大核心问题是法制、规范、培训。我国当前院前急救发展的一个重要"瓶颈"是法律上的瓶颈，如公众使用自动体外除颤仪（AED）的法律认可、公众现场急救的免责问题等，这些问题目前已极大阻碍了国内 AED 使用的普及，阻碍了公众现场施救的积极性与学习急救知识的积极性。院前急救立法不解决，我国院前急救水平不可能大幅度提升。我国院前急救的不规范表现在：院前医疗机构与人员准入的不统一，院前医疗机构编制与装备的不统一，院前急救诊治规范的不统一。此外，院前急救培训机构和师资水平不一，良莠不齐，全国至今没有统一的院前急救培训教材；许多急救培训机构的培训内容不规范，培训学时达不到国际上的标准（国际上通行的初级急救培训学时至少 16 学时）；结业时考核把关不严，结业证书的权威性较差。

第二章

初级急救的基本技术

第一节　心肺复苏初级救生术

一、血液循环的概念

心脏是血液循环的发动机，它昼夜不停地跳动着，维持全身的血液循环。循环系统包括血液循环、组织液循环、淋巴循环和脑脊液循环。血液循环由心血管系统完成，由心脏、动脉、静脉、毛细血管组成（图 2-1）。

（一）心脏

心脏位于横膈之上，纵隔之间，胸腔中部偏左下方，两肺间而偏左。主要由心肌构成，分为左心房、左心室、右心房、右心室 4 个腔。左、右心房之间和左、右心室之间均由间隔隔开，故互不相通；心房与心室之间有瓣膜，这些瓣膜使血液只能由心房流入心室而不能倒流。心脏似一个动力泵，保证血液定向流动。心脏左半通过的是鲜红的动脉血，心脏右半通过的是暗红的静脉血（图 2-2、图 2-3）。

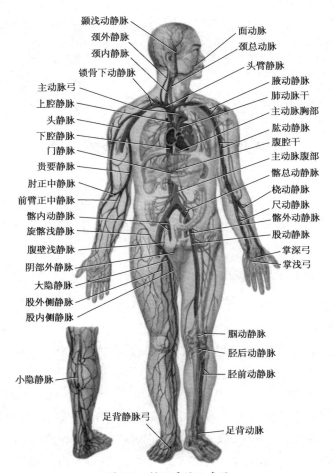

颞浅动静脉
面动脉
颈外静脉
颈总动脉
颈内静脉
头臂静脉
锁骨下动静脉
腋动静脉
主动脉弓
肺动脉干
上腔静脉
主动脉胸部
头静脉
肱动静脉
下腔静脉
腹腔干
门静脉
主动脉腹部
贵要静脉
髂总动静脉
肘正中静脉
桡动静脉
前臂正中静脉
尺动静脉
髂内动静脉
髂外动静脉
旋髂浅静脉
股动静脉
腹壁浅静脉
掌深弓
阴部外静脉
掌浅弓
大隐静脉
股外侧静脉
股内侧静脉

腘动静脉
胫后动静脉
小隐静脉
胫前动静脉

足背静脉弓
足背动脉

图 2-1　循环系统示意图

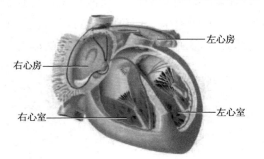

左心房
右心房

右心室
左心室

图 2-2　心脏的剖面图

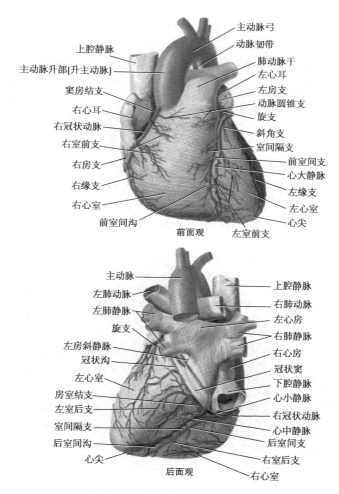

图 2-3 心脏的前面观与后面观

　　心肌细胞具有自律性、兴奋性、传导性和收缩性四种生理特性。心肌传导系统由特殊的心肌细胞构成,包括窦房结、房室结、房室束、左右束支及浦肯野纤维,其功能是产生并传导冲动,维持心脏的正常节律。

　　心脏的正常搏动是由窦房结发出自动节律性冲动,经过传导分别兴奋心房肌和心室肌，最后引起心房和心室节律性收缩。

（二）血管

血管是血液流动的管道，由动脉、静脉、毛细血管组成。动脉血（除肺动脉外）内血氧含量高，呈鲜红色；静脉血（除肺静脉外）含二氧化碳较多，呈暗红色。

动脉是运送血液离开心的血管，从左心室发出后，反复分支，越分越细，最后移行于毛细血管。动脉管壁较厚，能承受较大的压力。大动脉管壁弹性纤维较多，有较大的弹性，心室射血时管壁扩张，心室舒张时管壁回缩，促使血液继续向前流动。中、小动脉，特别是小动脉管壁的平滑肌较发达，可在神经体液调节下收缩或舒张，以改变管腔大小，影响局部血流阻力（图2-4）。

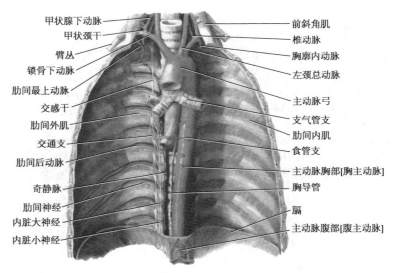

图 2-4　胸主动脉（主动脉胸部）及其分支

静脉收集来自全身各处毛细血管网的血液，将之送回心脏，其分为大、中、小静脉。毛细血管处于动、静脉之间，管壁最薄，管径最小，遍布全身，是血液循环的主要组成部分，也是物质和气体交换的场所。

（三）血液

血液由血浆和血细胞（红细胞、白细胞和血小板）组成，占自身体重的 7%~8%。其主要功能如下。

1. 运输功能 血液将机体代谢所需的氧、营养物质运送到组织细胞，将组织细胞的代谢产物运到肺、肾、皮肤和肠管，再排出体外。

2. 调节功能 血液具调节体温、机体酸碱度的功能。

3. 防御与保护功能 血液中的白细胞具吞噬细菌和毒素、产生抗体的功能，血小板具促进凝血和防止出血的作用。

红细胞中的血红蛋白是运输氧和营养物质的载体。发生严重创伤时如有大血管破裂（尤其是大动脉破裂出血），则血液大量流失，可导致组织严重缺氧，甚至危及患者生命。心脏骤停时，血液的运输功能也会立即终止。故心脏骤停与严重创伤大出血是危及患者生命最严重的急症，必须立即采取急救措施。

（四）血液循环

血液循环分为体循环与肺循环（图 2-5）。

1. 体循环（又称大循环） 是指携带氧和营养物质的动脉血液由左心室搏出，经主动脉及其各级分支流向全身毛细血管，在毛细血管内完成组织内气体、物质的交换，并将代谢产物及二氧化碳等汇入小静脉，最后经上、下腔静脉进入右心房。

2. 肺循环（又称小循环） 从全身回心的静脉血由右心室搏出，经肺动脉到达肺泡毛细血管网，进行气体交换，将含氧高的动脉血由肺静脉汇入左心房（图 2-6、图 2-7）。

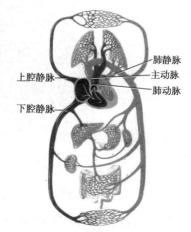

肺静脉
主动脉
肺动脉
上腔静脉
下腔静脉

图 2-5 体循环与肺循环的示意图

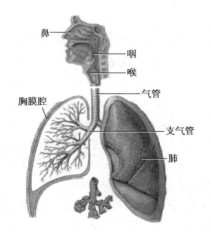

图 2-6　呼吸系统的示意图

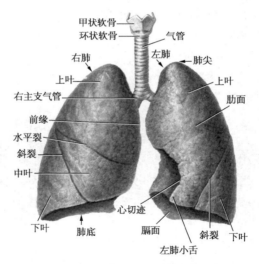

图 2-7　两肺与心脏切迹的位置

（五）胸外心脏按压的原理

维持人体生命必须持续供氧，通过血液循环把氧输送至大脑及其他主要器官。保持血液循环的泵就是心脏。如果心脏停止跳动，等于循环泵停止工作，就要进行急救，建立人工循环，并努力使患者恢复心、肺、脑功能。国内、外大量实践和研究证明，只要尽早应用胸外心脏按压，方法正确，同时配合有效的口对口吹气，胸外按压的效果十分可靠。此观点为绝大多数学者所接受，并已形成国际标准。

心肺复苏（徒手心肺复苏术）的核心动作是吹气与胸外心脏按压。正常的空气成分按体积分数计算：氮（N_2）约占 78%，氧（O_2）约占 21%，稀有气体约占 0.94%，二氧化碳（CO_2）约占 0.03%，还有其他气体和杂质约占 0.03%。平时正常呼吸呼出的气体中含有 16% 的氧气、4% 的二氧化碳；人工呼吸时吹气吹出的气体中含有氧气达 18%、二氧化碳为 2%。人工呼吸吹出的气体中含氧量与空气中的含氧量十分接近，含有二氧化碳的浓度比空气中的二氧化碳浓度高，但这稍高的二氧化碳浓度有利于兴奋延髓的呼吸中枢，有利于呼吸频率的加快与呼吸肌运动的加强。

胸外心脏按压的位置在胸骨外正中位置中下 1/3 交界处，其正下方是左心室的位置。通过按压胸廓，使胸腔内压力增高，可挤压左心室，此时主动脉瓣打开，即可把左心室内的动脉血输送到全身；胸外按压后必须让胸廓充分回弹（按压与胸廓回弹时间各 50%），使胸腔形成负压，导致心室舒张，有利于上、下腔静脉的血液回流到心脏。如此周而复始，即可建立人工泵的作用，恢复血液循环。此理论即"胸腔负压说"（图 2-8~ 图 2-10）。

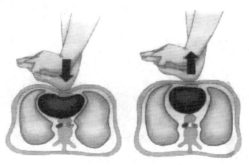

图 2-8　胸外心脏按压示意图

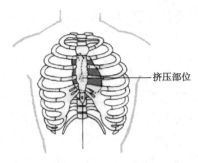

图 2-9　心脏胸外按压部位示意图

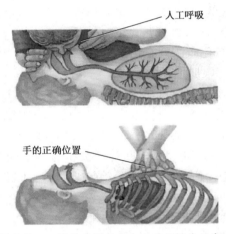

图 2-10　心脏胸外按压与人工呼吸操作示意图

二、心肺复苏术概述

（一）猝死定义

一个貌似健康者，由于各种突然的意想不到的原因引起的心脏突然停搏、死亡，称为猝死。

猝死有三大特点：死亡急骤、出乎意料、自然死亡或非暴力死亡。

猝死的时间标准：6 小时或 1 小时。

符合猝死定义与猝死特点的病种：比较公认的是心脏病、脑溢血、肺栓塞、出血坏死性胰腺炎、过敏与严重哮喘等。90% 以上的猝死为心源性猝死，其中 80% 是急性心肌梗死。

（二）心肺复苏术定义

心肺复苏术（cardiopulmonary resuscitation，CPR）即对心跳、呼吸骤停的患者（主要是猝死）进行急救，使之恢复心、肺、脑功能的技术。

心肺复苏术包括基础生命支持（basic life support，BLS）和高级生命支持（advanced life support，ALS）两部分。

1. 基础生命支持（BLS）的主要操作技术

C——Circulation，人工循环（胸外按压）；

A——Airway，开放气道；

B——Breathing，人工呼吸；

D——AED，自动体外除颤。

2. 基础生命支持的步骤　2010 年美国心脏学会（AHA）复苏指南将 CPR 步骤由原先的 A-B-C 改为 C-A-B。其理由是：①在各年龄段的患者中，发现心脏骤停最高存活率均为有目击者的心脏骤停，且初始心律均为心室颤动或无脉搏室性心动过速。在这些患者中，关键操作是胸外按压和早期除颤。②更改为 C-A-B 程序可以尽快开始胸外按压，同时能尽量缩短通气延误时间。③先进行胸外按压，可能会鼓励更多施救者立即开始实施心肺复苏。

3. 高级生命支持（ALS）　原先只处理呼吸骤停与心脏骤停的急症。近 10 多年来，由于复苏医学的发展，处理骤停前急症（包括急性冠状动脉综合征、严重心律失常、缺血性卒中三大类急症）也纳入复苏范畴，故现在 ALS 改称为高级心血管生命支持（advanced cardiovascular life support，ACLS）。ACLS 实施者课程（ACLS provider course），就是专门学习 ACLS 技术的。我国目前已有上百个 AHA 的心血管急救培训中心可学习 AHA 的 BLS 课程与 ACLS 课程，经学习考核合格可获得国际上通用的 BLS 与 ACLS 证书。

（三）心肺复苏术发展简史

20 世纪 50 年代，美国心脏病学家 Elam、Safer 和 Gordon 等建立人工通气；1960 年，美国心脏病学家 Jude、Kouwenhoven 和 Knickerbocker 创造密闭的胸心按压；Safer 与 Kouwenhoven 在一次电话通话中产生一种创意：将胸心按压与人工通气结合起来。最后 Safer 完成了这一创意，将胸心按压与人工通气按一定比例结合起来，发明了心肺复苏术，并发表在 1960 年 10 月的美国《循环》杂志上。

20 世纪 70 年代初，西雅图的心脏病学家 Cobb 用除颤术武装急救医士并训练消防队员实施 BLS；西雅图消防局长 Vickery 提出由公民实施 CPR 作为提供院外冠心病护理的第一阶梯，并与 Cobb 一起开创为公众训练复苏技术。

（四）心肺复苏的国际先进水平

20 世纪 90 年代美国部分地区通过减少时间延误降到最低程度就使生存率接近 40%；20 世纪 90 年代，英国由救护车人员目击下的心脏骤停生存率已达 50%，在救护车到达前发生的心脏骤停生存率已达 15% 左右。至今报道的院外民众最高的复苏存活率为 89%（90/101 例）。2000 年以来，多组报道，由经过培训的目击者即刻实施 CPR，并在 3~5 分钟内实施电除颤，心室颤动型心源性猝死的救治存活率达到 49%~75%。美国西雅图地区的心源性猝死复苏成活率可达 27%~29%。

（五）心脏骤停的原因及心电图类型

1. 心脏骤停的原因　心脏疾病（图 2-11）、脑卒中、创伤（车祸）与中毒（图 2-12）、呼吸道急诊（包括气道异物，图 2-13）、过敏（图 2-14）、触电（图 2-15）、溺水（图 2-16）、中暑、电解质及酸碱平衡失调、麻醉意外等。

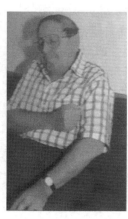

图 2-11　心脏疾病

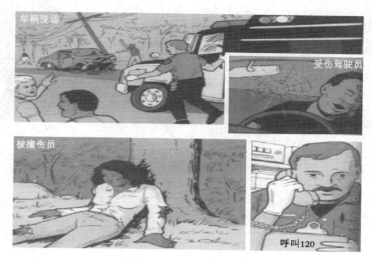

图 2-12　车祸

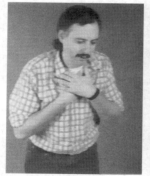

图 2-13　气道异物

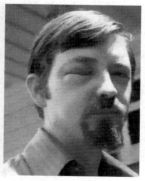

图 2-14　被毒蜂叮咬后
发生的过敏

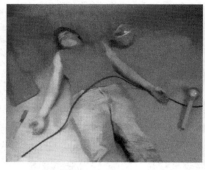 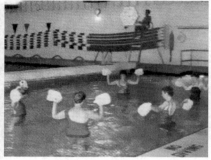

图 2-15　触电　　　　　　图 2-16　在水上运动时易发生溺水

2. 心脏骤停的心电图类型

（1）心室颤动／无脉搏室性心动过速，占心脏骤停的85%~90%（图 2-17）；

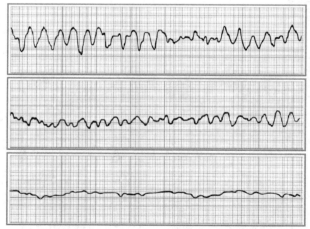

图 2-17　心室颤动心电图
（自上而下为粗颤至细颤的演变过程）

（2）心室停顿（asystole），心电图呈一直线（图 2-18）。

（3）无脉搏心电活动（PEA，图 2-18）。

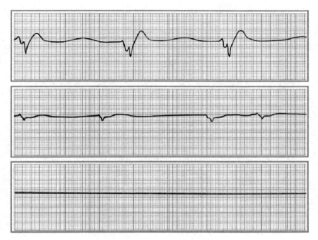

图 2-18 无脉搏心电活动与心室停顿
（上面两行为无脉搏心电活动，最下面为心室停顿）

3. 心脏骤停现场诊断的 3 个主要标准 无意识、无呼吸、无脉搏（颈动脉搏动消失）。

4. 心肺复苏必须争分夺秒

（1）心跳停止 4~6 分钟后，脑细胞发生不可逆损害。

（2）心跳停止 >10 分钟，脑细胞基本死亡。

（3）随着心脏骤停时间延长，心、肝、肺、肾等脏器可因严重缺氧而导致功能衰竭。

三、生存链

针对猝死，AHA 提出了著名的生存链学说。

1. 生存链的内容

（1）2005 年 AHA 成人生存链包括及时呼救、及早做 CPR、及早行自动体外除颤器（AED）除颤、尽快做 ACLS（图 2-19）。

（2）2005 年儿童生存链包括做好儿童保护、早做 CPR、早呼救、早做 ACLS（图 2-20）。

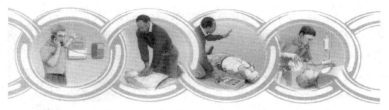

图 2-19　成人生存链（AHA 2005 版）

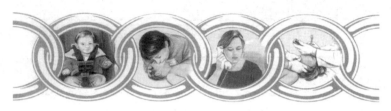

图 2-20　　儿童生存链（AHA 2005 版）

（3）2010 年 AHA 成人生存链包括：①立即识别心脏骤停并启动急救系统；②尽早进行心肺复苏，着重于胸外心脏按压；③快速除颤；④有效的高级生命支持；⑤综合性心脏骤停即刻治疗（图 2-21）。

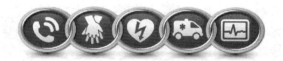

图 2-21　2010 年 AHA 心血管急救成人生存链

2. 及早 CPR 与及早实施 AED 是复苏成功的关键

（1）CPR 能延长心室颤动持续时间，并保存心脑功能。

（2）心脏骤停早期绝大部分（85%~90%）是心室颤动，治疗心室颤动最有效的方式是及早电击除颤。

（3）由经过培训的目击者即刻实施 CPR，并在 3~5 分钟内实施电除颤，心源性猝死的存活率可达 49%~75%。

3. 除颤开始时间与存活率的关系　　如患者是心源性猝死，其心电图显示心室颤动 / 无脉性室性心动过速，则应采用 AED 除颤，且越早越好。在不做 CPR 前提下，除颤每延迟 1 分钟，存活率降低 7%~10%；在做 CPR 前提下，除颤每推迟 1 分钟，存活率降低 3%~4%。1 分钟内除颤，存活率可达 70%~90%；5 分钟内除颤，存活率可达 50%；7 分钟内除颤，存活率为 30%；9~11 分钟内除颤，存活率为 10%；>12 分钟除颤，存活率仅 2%~5%。

四、CPR技术

（一）成人 CPR 的步骤（根据 2010 年国际复苏指南）

1. 判断环境安全性　看环境是否安全？如不安全，把患者转移到安全开阔的地面上（图 2-22）。例如在地震或爆炸现场，如房屋仍在摇摇欲坠，则应把伤员转移到安全开阔的地面上；在化学泄漏的现场，应将患者转移到上风口；在工地或车间，应看一下患者是否接触裸露的电线，排除低电压触电可能；在交通事故现场，应在伤员四周安放警示标记后再对伤员施救。

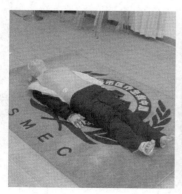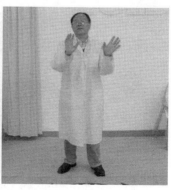

图 2-22　判断环境安全性

2. 放好患者体位　施救者一手托患者颈肩部，另一手托患者髋关节对其做整体翻转（图 2-23）。

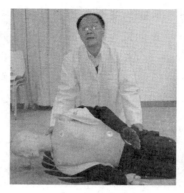

图 2-23　放好患者体位

　　3. 判断意识和呼吸　拍患者双肩，大声呼叫患者："喂，你怎么了？你醒醒啦！"如是老外，叫他："Are you okay？""Are you all right？"如无应答，再观察患者胸部起伏 5~10 秒，看是否有呼吸或仅有喘息样呼吸（图 2-24）。

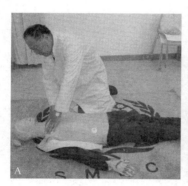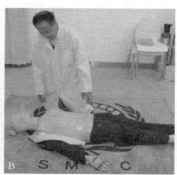

图 2-24　判断患者意识和呼吸

　　4. 启动急救系统　如患者无反应且无呼吸或呼吸不正常（喘息样呼吸），则赶快启动急救系统，拨打 120 电话，并叫人去拿 AED（图 2-25）。

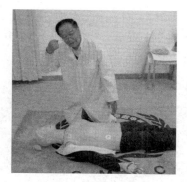

图 2-25　启动急救系统

5. 检测颈动脉　检测患者颈动脉 5~10 秒，如无搏动，则需给予胸外心脏按压。测颈动脉的方法：用食指和中指摸到患者喉结再往下滑 2 cm 至凹陷处（胸锁乳突肌内侧），有动脉搏动处即是颈动脉位置（图 2-26）。

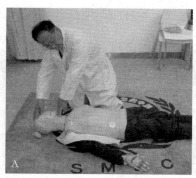
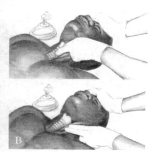

图 2-26　检测颈动脉的方法

6. 定位、按压

（1）按压前先定位：定位方法为抢救者靠近患者下肢的食指与中指沿着患者肋缘往上摸，中指按患者剑突切迹，食指紧靠中指，另一手的掌根靠食指（此手掌为定位手），此位置即为心脏胸外按压位置。手掌根与患者胸骨下部重叠，抢救者两手交叉，手指向上提；抢救者手臂与患者胸部相垂直，不能弯曲，按压时手掌不能离开患者胸壁。成人按压深度至少 5 cm，按压频率至少 100 次 / 分，按压与放松的时间各 50%；按压后必须保证胸廓充分回弹，按压 30 次做两次人工呼吸（图 2-27）。

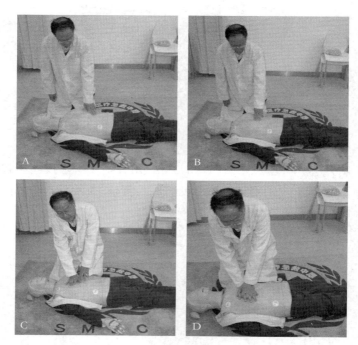

图 2-27　定位、按压

（2）另一种定位方法：抢救者的一手掌根置于患者两乳头连线与胸骨中线的交叉点，另一手掌根与该掌根重叠，两手 10 指指指相扣，手臂与胸壁相垂直，开始胸外按压。

7. 打开气道，缓慢通气两次　用仰头举颏法打开患者气道（如患者颈部有外伤，应改用双手推颌法），给予两次能产生胸廓起伏的通气（潮气量每次为 500~600 ml），每次吹气时间应大于 1 秒。通气方式有：口对口、口对鼻、口对造瘘、单向阀门面罩吹气及气囊面罩通气等（图 2-28~ 图 2-33）。

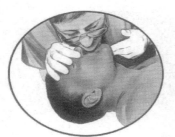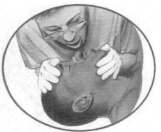

图 2-28　口对口吹气方式　　　图 2-29　口对鼻吹气方式

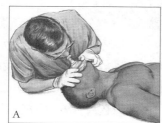

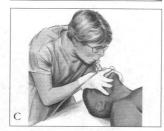

图 2-30　单向阀门面罩
吹气的几种方法

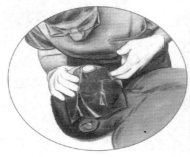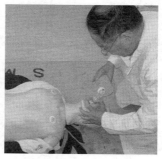

图 2-31　人工呼吸吹气面膜
的使用方法

图 2-32　单人气囊面罩通气
的操作方法

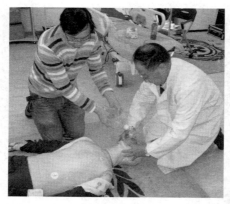

图 2-33　双人使用气囊面罩通气的操作方法

　　注意：伤病员昏迷时，由于肌张力下降，舌根后坠，阻塞气道，导致呼吸不畅或窒息，此时用仰头举颏法可使舌根上提，开放呼吸道，解除患者窒息（图 2-34、图 2-35）。但怀疑颈椎损伤时应改用双手推颌法打开气道（图 2-36）。

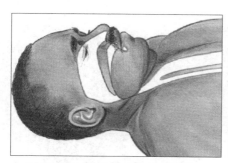

图 2-34　心脏骤停时患者舌根后坠堵塞气道

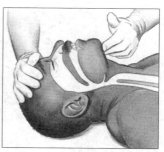

图 2-35　用仰头举颏法可打开气道

　　（1）仰头举颏法的操作方法：操作者用靠近患者头顶部的手的小鱼际用力将患者额部往下按，用靠近患者下肢的食指、中指和大拇指托住患者下巴并将患者口张开。

　　（2）双手推颌法的操作方法：抢救者跪在患者头顶部，双手相向分开，双手食指按住患者下颌角，且向上提，双手大拇指按住患者嘴边两旁的下颌骨用力往前推，这样可打开气道（图 2-36）。

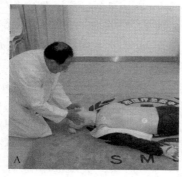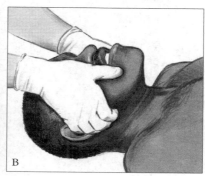

图 2-36　怀疑颈椎骨折时用双手推颌法打开气道

怀疑颈椎损伤用双手推颌法的道理：颈椎损伤时，颈椎椎骨可能骨折或颈椎轻度错位，如用仰头举颏法则可因颈部过度拉伸致颈椎严重错位，导致骨折椎骨伤及颈髓。用双手推颌法则可避免损伤颈髓（因舌头附着于舌骨，舌骨附着于下颌骨，双手推颌法时可提起下颌骨，下颌骨提起后舌骨也被提起，随之舌根也提起，既可开放气道又不损伤颈髓）。

8. 按按压与通气比例　30:2，做 5 个来回。

9. 再次检测颈动脉　每 5 个循环或每隔 2 分钟检测一次颈动脉，每次 5~10 秒，兼判断呼吸情况（图 2-37）。

如做 CPR 2 分钟后仍无颈动脉搏动，有 AED 到达，则立刻实施 AED 除颤。如无 AED 则继续做 CPR，直到救护车人员到达。

如复苏有效或 CPR 抢救满 30 分钟，患者心跳与呼吸仍不能恢复，可

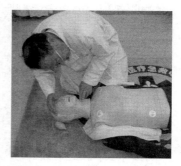

图 2-37　再次检测循环和呼吸

中止 CPR。但需注意：对于触电患者和低温溺水（水温低于 20℃ 的水中溺水）者，复苏抢救时间应不受 30 分钟时间限制。

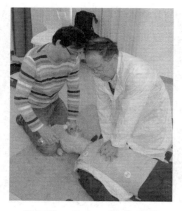

图 2-38 双人心肺复苏的操作方法

2010 年国际复苏指南强调高质量的心肺复苏:按压深度至少 5 cm,按压频率每分钟至少 100 次,保证胸廓充分回弹,尽量减少按压中断,避免过度通气。

为保证复苏时胸外按压的质量,强烈建议双人心肺复苏。双人心肺复苏的方法:一人做胸外心脏按压,另一人做人工通气;一人做完 30 次胸外心脏按压,另一人做 2 次人工通气;做满 5 个循环后两人角色轮换,轮换时抢救者在患者头部交换位置(图 2-38)。

如复苏有效,患者恢复心跳与自主呼吸,则可置患者于恢复体位。

置患者于恢复体位的步骤:抢救者跪于患者身体的右手侧,将患者右手弯曲呈直角放置于地面,然后抢救者左手按住患者左肩,右手抓住患者近膝关节的左腿外侧,将患者做整体翻转为侧卧位,再将患者的下肢呈左脚在前右脚在后平放于地面,将患者左手放在右侧脸部下,使患者呈侧卧状即可(图 2-39)。

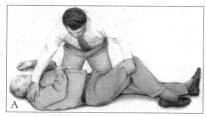
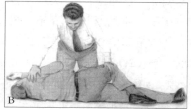
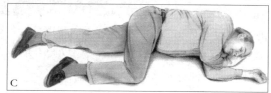

图 2-39 置患者于恢复体位的步骤

（二）现场心肺复苏有效和终止的指征

1. 心肺复苏有效的指标

（1）瞳孔：瞳孔由大变小。

（2）面色：脸色由紫绀转为红润。

（3）颈动脉搏动：每次按压可摸到一次搏动；如停止按压脉搏仍跳动，说明心跳恢复。

（4）神志：眼球活动，并出现睫毛反射和对光反射，少数患者开始出现手脚活动。

（5）自主呼吸：患者出现自主呼吸。

2. 心肺复苏终止的指标

（1）脑死亡：符合以下条件者可确定为脑死亡。

1）深度昏迷，对疼痛刺激无任何反应；

2）自主呼吸持续停止；

3）瞳孔散大固定；

4）脑干反射全部或大部分消失，包括动眼反射、瞳孔对光反射、角膜反射、吞咽反射、睫反射等；

（2）无心跳和脉搏：凡符合以上脑死亡条件，且进行了30分钟以上的心肺复苏仍无心跳、脉搏，才可终止心肺复苏（低温溺水及低电压触电心脏骤停患者复苏时间应适当延长）。

（三）成人 CPR 与儿童 CPR 的异同点

1. 成人 CPR 与儿童 CPR 的异同点　见表 2-1。

表 2-1　成人 CPR 与儿童 CPR 的异同点（2005 年国际复苏指南）

项目	成人	1~8 岁儿童	婴儿
开放气道	仰头举颏法	仰头举颏法	仰头举颏法
人工呼吸	2 次有效呼吸每次 1 秒以上	2 次有效呼吸每次 1 秒以上	2 次有效呼吸每次 1 秒以上
检查循环	颈动脉	颈动脉	肱动脉

续表

项目	成人	1~8 岁儿童	婴儿
胸外心脏按压位置	胸骨下半部	胸骨下半部	乳头连线与胸骨中线交叉点下
胸外心脏按压方式	两手掌根	一手掌根	2 指 或 双手拇指环抱法（两人法）
按压深度	4~5 cm	2~3 cm	1~2 cm
按压频率	100 次 / 分	100 次 / 分	≥ 100 次 / 分
按压通气比例	30:2（单人或双人），通气8~10次/分（双人，呼吸道已保护）	单人 30:2，双人 15:2	单人 30:2，双人 15:2

2. 2010 年国际复苏指南 对成人、儿童和婴儿基础生命支持的关键步骤见表 2-2。

表 2-2 2010 年国际复苏指南对成人、儿童和婴儿基础生命支持关键步骤的总结

内容	成人	儿童	婴儿
识别	无反应（所有年龄）		
	没有呼吸或不能正常呼吸（仅仅是喘息）	不呼吸或仅仅是喘息	
	对于所有年龄，在 10 秒内未扪及脉搏（仅限医务人员）		
心肺复苏程序	C-A-B		
按压频率	每分钟至少100 次		
按压幅度	至少 5 cm	至少 1/3 胸部前后径，大约 5 cm	至少 1/3 胸部前后径，大约 4 cm
胸廓回弹	保证每次按压后胸廓回弹，医务人员每 2 分钟交换按压		
按压中断	尽可能减少胸外按压的中断，尽可能将中断控制在 10 秒以内		
打开气道	仰头提颏法（怀疑有颈部外伤应采用推颌法）		

内容	成人	儿童	婴儿
按压 - 通气比例（置入高级气道之前）	30:2 （1 或 2 名施救者）	30:2 （单人施救者） 15:2 （2 名施救者）	
通气:施救者未经培训或经过培训但不熟练	单纯胸外心脏按压		
使用高级气道通气(医务人员)	每 6~8 秒 1 次呼吸（每分钟 8~10 次呼吸） 与胸外心脏按压不同步，大约每次呼吸 1 秒时间，可见明显的胸廓隆起		
除颤	尽快连接并使用 AED，在电击前后尽可能缩短胸外心脏按压中断时间，每次电击后立即恢复心肺复苏		

注:不包括新生儿，因为新生儿的心脏骤停病因几乎都是窒息。

（四）儿童 CPR 的步骤（根据 2010 年国际复苏指南）

（1）判断环境安全性。

（2）放好患者体位:一手托颈肩部，另一手托髋关节作整体换转。

（3）判断意识和呼吸:拍患者双肩，大声呼喊:"喂，你怎么啦？你醒醒啦！"如无应答，随即看患者胸部是否有起伏。

（4）启动急救系统:拨打 120 电话，叫人拿 AED。如患者无应答且无胸部起伏，则为无意识和呼吸，应立即启动急救系统。

（5）检测颈动脉:判断时间 5~10 秒。

（6）定位、按压:如患者无颈动脉搏动，则开始心肺复苏。胸外心脏按压前先定位。儿童胸外心脏按压用双手或单手按压均可，深度为患者胸部前后径的 1/3，大约 5 cm 深。按压频率至少 100 次 / 分（图 2-40）。

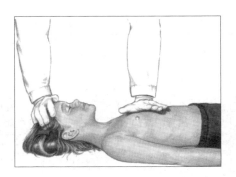

图 2-40 儿童胸外心脏按压的操作示意图

（7）打开气道，缓慢通气 2 次：用仰头举颏法打开气道，随即给患者通气 2 次。通气时间 1~1.5 秒，停 2 秒。通气量以患者腹部稍抬起为宜。

（8）按压与通气比例 30∶2，做 5 个循环。注意：如双人做复苏，则按压与通气比例为 15∶2。

（9）再次检测循环和呼吸：检测颈动脉 5~10 秒，同时检测呼吸（观察患者胸部起伏）。

（五）婴儿 CPR 的步骤

（1）判断意识和呼吸：边拍患儿的足跟，边大声呼喊："宝宝，醒醒！宝宝，醒醒！"如患儿无反应，随即观察患儿胸部起伏 5~10 秒（图 2-41）。如患儿无意识和呼吸，即启动急救系统。

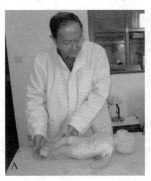
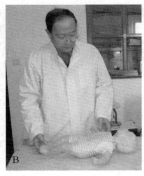

图 2-41 判断意识和呼吸

（2）启动急救系统：拨打 120 电话，或叫人拿 AED（图 2-42）。

（3）检测婴肱动脉 5~10 秒。

（4）定位、按压：按压位置是两乳头连线与胸骨中线交叉点，用食指和中指 2 个手指按压；按压深度为患儿胸部前后径的 1/3，大约 4 cm；按压频率至少 100 次/分（图 2-43）。

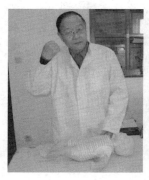 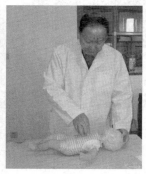

图 2-42　启动急救系统　　图 2-43　　婴儿复苏时的
　　　　　　　　　　　　　　　　　　　定位与按压

（5）打开气道，缓慢通气 2 次：若用仰头举颏法打开患儿气道，采用婴儿气囊面罩通气。即以患儿鼻梁为中心，将面罩罩住患儿口鼻，按压球囊给予通气。每次通气 1~1.5 秒，停 2 秒。潮气量以患儿腹部稍稍抬起为宜。如用人工吹气，则采用口对口鼻吹气（图 2-44）。

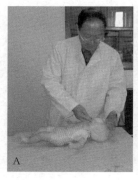 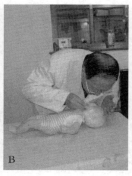 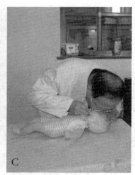

图 2-44　打开气道，口对口鼻吹气

（6）按压与通气比例 30∶2，做 5 个循环。如 2 人做 CPR，按压者则用环抱法，按压与通气比例为 15∶2（图 2-45）。

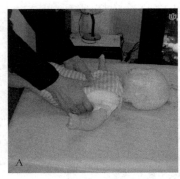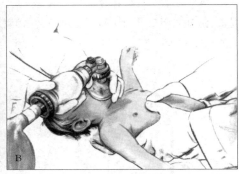

图 2-45　双人复苏时用环抱法进行按压

（7）再次检测循环与呼吸：检测肱动脉 5~10 秒，兼判断呼吸（观察胸部起伏）。

五、　AED技术

AED 或称自动体外心脏除颤器、自动除颤器等，是一种便携式的医疗设备，它可以诊断特定的心律失常，并且给予电击除颤。可由非专业人员用于抢救心源性猝死患者的医疗设备（图 2-46~图 2-48）。

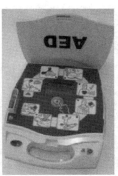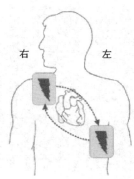

图 2-46　除颤的国际通用标志　　图 2-47　全自动 AED　　图 2-48　AED 的贴片位置

（一）AED 的原理

心源性猝死（如冠心病、急性心肌梗死）时，患者冠状动脉内粥样硬化的不稳定性斑块破裂，在冠状动脉内形成一栓子，刺激冠状动脉痉挛，使心肌严重缺血缺氧，心肌细胞电生理活动紊乱，心肌细胞各自为政的活动，导致心脏不能有节律地收缩和舒张，也不能有效泵血，此时心脏骤停，心电图表现为心室颤动或无脉性室性心动过速。此时最好的抢救措施是电击除颤（用 AED 或除颤监护仪除颤）。

使用除颤器本身并不能让患者直接恢复心跳，而是通过除颤器释放的高能量电脉冲使心肌细胞除极化，中止心肌细胞紊乱的电生理活动，使心肌细胞各自为政的活动暂停，从而使心室颤动、室扑动等致命性心律失常终止；之后再通过心脏高位起搏点重新兴奋心肌细胞，恢复心肌细胞的有序活动，恢复心脏节律性舒缩功能，使心脏恢复窦性心律及有效泵血功能。

电击除颤用于临床已有 60 余年的历史，期间不断改进除颤方法。20 世纪 60 年代以直流电除颤替代交流电除颤；在 80 年代初出现了心脏起搏器（ICD），可安装在患者身上，但抢救用的体外除颤器仍从未离开过医院。1994 年，美国 AHA/ACC 提出有关建议，促使 AED 的研制和应用。1996 年，美国食品药品监督管理局批准了双相波 AED 的应用，允许设置在公共场所供非专业医务人员使用。技术上的进步使得非医务人员使用 AED 有了可能。为了准确、快速判别致命性心律失常，要求 AED 敏感性与特异性达到很高才不致过多出现漏放电和误放电，才有可能将除颤器的使用权"下放"到心脏猝死患者目击者或家人手中，并在机场、大型商场、运动场等公众场所推广应用［公众电除颤（PAD）计划］。目前欧、美等国均已立法设置（图 2-49），允许民众按提示使用。在美国，PAD 计划实施后的全国院外抢救成功率提高了 30%，机场（芝加哥）提高到 49%，赌场提高到 78%。这主要得益于就地取用 AED，缩短了抢救时间。

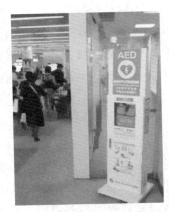

图 2-49　安置在公共场所的 AED

（二）AED 的特点

1. 对室性心动过速／心室颤动进行自动识别　将医师对致命性心律失常的判别智慧集成为自动识别系统，可放心地交由民众使用。

2. 采用低能高效的双相波形　以 AHA 提倡的 150 J（最多 200 J）较低能量进行电击除颤，其成功率超过先前提倡的单相递增（200 J、300 J、360 J）电击。

3. 使用安全　体积小巧，安全可靠，电池供电，价格低廉。目前我国心血管病专家正强烈呼吁推广大众使用 AED，防范国人心脏猝死。研发 AED 具有深远的社会意义，深信不久我国国产 AED 必将问世并推广应用。

（三）AED 种类

1. 医院除颤监护仪　以除颤监视为主，可进行手动、半自动、全自动除颤，当调至全自动除颤模式时就会执行 AED 功能。由于是医师操控，故自动识别功能比较简单，往往只依赖心率。带有显示屏，体积较大，多数由交流供电。

2. 公共场所 AED　由电池供电，外形小巧，多数不带心电显示。

但对室性心动过速 / 心室颤动的分析功能较强，判别迅速。一旦识别室性心动过速 / 心室颤动就会自动启动充电 / 放电，同时用语音提示操作。

3. 个人用的 AED　也称可穿戴的除颤器 (wearable defibrillator, WD)，可连续分析、监护，自动化性能高，体积更小（图 2-50）。

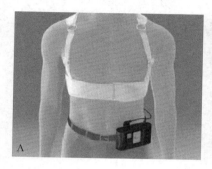
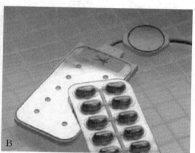
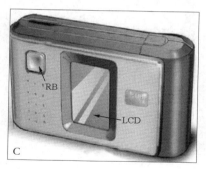
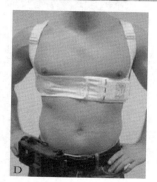

图 2-50　可穿戴的除颤器

（四）AED 实施步骤

AED 实施步骤如下（图 2-51）：①打开电源；②连接贴片；③离开患者并分析心律（分析心律前避免接触患者）；④离开患者，实施电击（符合电击指征时）；⑤电击除颤后做 2 分钟 CPR 并检测患者颈动脉。

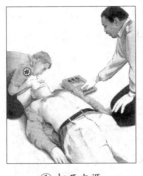

① 打开电源   ② 连接贴片

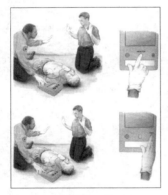
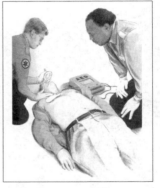

③ 分析心律   ④ 电击除颤后做 2 分钟
                    CPR 并检测患者颈动脉

图 2-51　AED 实施步骤

（五）双人复苏时 CPR 与 AED 操作的配合

双人复苏时 CPR 与 AED 操作步骤:①一人做 CPR，另一施救者取回 AED(图 2-52A);②一人继续做 CPR,另一人开机(图 2-52B);③一人继续做 CPR，另一人按照图示将贴片贴在患者的胸壁上(图 2-52C);④一人继续做 CPR，另一人按照图示将插座插在 AED 电源插座上（图 2-52D）;⑤ AED 机器报"现在开始分析心律"时，两位施救者均离开，避免身体接触患者（图 2-52E）;⑥ AED 机器报"可开始电击"时，负责 AED 的操作者应大声喊"除颤，让开;

除颤，让开！"并环顾四周，确定无人接触患者后按下电击按钮；⑦ AED 机器报"电击完毕"时，一施救者可继续实施 CPR 操作（图 2-52F）；⑧胸外按压满 2 分钟，检测患者颈动脉。

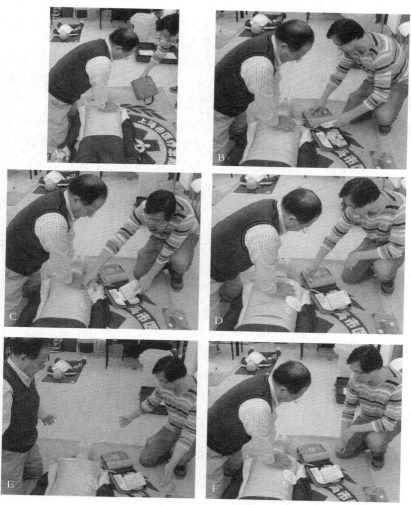

图 2-52　双人复苏时 CPR 与 AED 操作的配合

（六）实施 AED 的注意事项

（1）1~8 岁儿童用儿科电极贴片。

（2）擦干患者胸部的水（如患者在水潭中,应将患者从水中移出）。

（3）装有植入性复律除颤仪的患者，应将 AED 贴片离开植入点 2.5 cm。

（4）有药贴的患者应将药贴撕去，并擦净局部皮肤。

（5）先实施 AED 还是先做 CPR：①看到患者（成人）出现心跳骤停时应先实施 CPR，同时准备 AED。②不知患者何时发生心跳骤停的先做 2 分钟 CPR，再分析心律，如为心室颤动或无脉搏室性过动过速，应及时实施 AED。③小儿一般先做 2 分钟 CPR，再分析心律，如为心室颤动或无脉搏室性过动过速，应及时实施 AED。④如为心室停顿或 PEA，不是 AED 的指征，应做 CPR，并配合用药。⑤因呼吸系统原因引起的心脏骤停宜先做 CPR。

（6）CPR 与 AED 实施配合的顺序：①看到患者心脏骤停者→确定患者心脏骤停→准备实施 AED（同时做 CPR）→ 实施 AED 电击一次（符合电击指征）→ 再做 2 分钟 CPR，如此循环。②不知患者何时发生心脏骤停者→确定患者心脏骤停→先做 2 分钟 CPR → 再实施 AED 电击一次（符合电击指征）→再做 2 分钟 CPR → 再实施电击一次（符合电击指征），如此循环。

（七）公众使用 AED 的立法问题

在我国，现行法律只允许医务人员使用 3 类医疗器械救治患者，而 AED 是 3 类医疗器械，故非医护人员使用 AED 在我国法律上是不被认可的。上海 2010 年世博会期间就因为公众现场实施 AED 除颤救治的法律问题未解决而最终未能在世博园区设置 AED，以致在上海世博会期间发生的多例心源性猝死患者都因未能得到及时的 AED 除颤而最终复苏未成功，留下了遗憾（而日本在爱知世博会期间发生 5 例心源性猝死成功救活 4 例）。

解决公众实施 AED 救治心源性猝死患者的法律瓶颈，最好的办法是借鉴美国的经验立法制定和实施公众电除颤计划（PAD 项目）。公众电除颤计划（PAD 项目）是指推广在公共场所安置 AED 并鼓励普通大众等非专业急救 人员接受培训，成为能随时使用 AED 现场急救者的普及教育活动。

公众除颤计划的提出和开展被认为是急救医学领域最成功最有效的进步。心源性猝死一旦发生，现场目击者的抢救十分重要。PAD 项目让公众认同，任何人发生心脏骤停时 AED 的使用是方便且有效的。在面对心脏骤停患者时，每个人都有抢救的责任和义务，都应当成为现场急救者，任何经过简单培训的普通大众通过使用 AED 都有可能挽救心脏骤停患者的生命。

AHA 是 PAD 项目最早提出者和推广者。为了促进 PAD 项目的开展，AHA 在 20 世纪 90 年代初组建了"AHA 早期除颤项目组"，并于 1994、1997 年召开了 2 次以 PAD 为主题的学术大会，提出："AED 是开展快速除颤最有前景的措施"，"在社区应配备 AED 并开展 AED 培训"等建议案。在 AHA 等组织的倡导下，美国于 1995 年开始 PAD 计划，以期提高院外心源性猝死患者的生存率。AHA 一直强调通过有计划的组织、规划和训练来实现这个项目的最大功效。

为了满足公众社区除颤计划，AHA 在全美国 3 000 多个社区训练中心（CTC）均开展了 AED 培训课程。这是一项 3.5 ~ 4 小时的培训，任何单位或个人均可参加，目的是通过此项培训课使非专业现场救援者如警察、消防队员、保安、航空公司职员、公众等掌握基本的 CPR 技能和学会使用 AED。整个训练过程内容是通过启发性录像、观摩演示、现场模拟实践、测评等，使受训者达到能够正确使用 AED 和 CPR 技能。所有成功通过测评的学员将获得 AHA 的 Heartsaver AED 培训课合格证，上面注明 2 年后需更新的日期。AHA 规定，巩固培训至少每两年一次，且应遵守当地的政策和法规。美国积极推荐在大型购物公司、健身房、娱乐场所、学校、机场、车站、社区、大工厂、公司等地方配置 AED，并要求急救队员、消防员、警察等学会使用 AED，因巡逻车、救护车和消防车等经常在马路上巡回行驶，能够及时到达现场。

国际复苏联合会（International Liaison Committee of Resuscitation，ILCOR）及欧洲复苏学会对 PAD 项目开展也非常重视，分别在1997 年和 1998 年的建议报告中指出早期除颤的重要性，支持在社区公共场所广泛配置 AED，开展 AED 的使用培训，发展社区早期除颤项目。ILCOR 认为，AED 是实现迅速除颤最为理想的方法。对公众而言，AED 易于培训和使用。2000 年以后，ILCOR 更是积极提倡推进公共除颤计划的实施。

在英国，政府于 1999 年制定了在大型购物商场、机场、火车站，娱乐场所提供安置 AED 的政策，以促进公共除颤规划的实行。英国心脏病协会积极支持公共除颤计划的开展，为普及公民公共除颤计划提供了众多的除颤器进行训练。

美国经过历时 10 年努力，实现 AED 公共场所应用从无到有、从有到立法、从有到全国性普及。AED 公共化安装和使用堪称美国立法典范之一。他们在创造立法典范的同时也享受着立法带来的巨大回报。AHA 数据显示，AED 相关条例立法后，AED 每年至少可以挽救 20 000 例心脏骤停者的生命，而广泛的 AED 部署和急救培训挽救多达 50 000 例心脏骤停的患者。

在高危的公共地区如学校、运动场、机场、交通中心和赌场已经挽救无数人的生命。拉斯维加斯的饭店和赌场设置 AED 后，使得急救存活率从 14% 显著提高到 57%，尤其是 3 分钟内除颤生存率达 74%。而这一切源于美国立法的坚决，立法的决心源于 AED 介导的心肺复苏是一种最为经济的心脏骤停救治手段，在急救安全性和有效性方面有充分的保障，更源于社会法律体系对生命的尊重。美国在法律的支撑下向世界证明了 AED 只有走出医院、走向社会化才能使其发挥最大的急救作用。

2010 年 7 月 31 日海南省第四届人民代表大会常务委员会第十六次会议通过了新颁布的《海南省红十字会条例》，条例第十四条指出：县级以上红十字会可以设立固定的红十字卫生救护培训场所，配备必要设施，组织开展群众性卫生救护培训和防病知识的宣传普及。县级以上红十字会可以在机场、港口、车站等公共场所配备符合国际标准的自动体外除颤器等急救设备。矿山，建筑施工，危险物品生产、经营、储存、使用等易发生意外伤害的行业和教育、旅游、公安、交通运输等公共服务行业和单位，应当联合红十字会，加强对其从业人员进行现场急救技能的培训，提高紧急救护能力。"该条例自 2010 年 10 月 1 日起施行，条例的施行开创了我国将 AED 公共化安装和急救培训立法的先河。

（八）关于 AED 配置的建议

1. 配置的原则　根据 AHA 生存链中强调的心源性猝死救治 1 分钟内做 CPR、3~5 分钟内实施 AED 除颤的急救理念进行配置。

2. 人口密集的重要公共场所　如机场、火车站、列车、客机航班、交通枢纽、体育场馆、地铁站、大型超市、百货商场、影剧院、游乐场等必须配置 AED。客机航班每机 1 台，机场候机楼按建筑面积每 40 000 m² 配置 1 台；交通枢纽按候车大厅每 40 000 m² 配置 1 台或以实时每 5 000 人流量配置 1 台；体育场馆按每 5 000 人实时流量配置 1 台。大型超市与百货商场按每 5 000 人（实时）配置 1 台，或以地面面积 40 000 m²（200 m×200 m）配置 1 台。

3. 大学与中学　每 5 000 人配置 1 台，或以地面面积 40 000 m²（200 m×200 m）配置 1 台。每一中学至少配置 1 台 AED。

4. 二、三级医院　候诊大厅、检验科、影像科、超声检查科等配置适当数量的 AED；骨科、外科、妇产科、五官科等病房每一楼层在走廊配置 1 台 AED。每个社区卫生服务中心在候诊处与输液室各配置 1 台 AED。

5. 干休所、中等规模以上的养老院（120 张床位以上）　每院、所至少配置 1 台 AED。

六、　气道异物梗阻的现场急救

气道异物多发生于 5 岁以下的儿童及 60 岁以上的老人。幼儿大多由于吃食物不当而造成食物散落到气管中。老年人多由于患脑梗死后吞咽动作的恢复相对滞后（表现出吞咽的不协调和不敏感）所致。

（一）发病原因

1. 内源性异物　患者自身的组织器官或者呼吸道分泌物、牙齿、血液、呕吐物、黏痰等。例如，个别老年人因咳嗽、吞咽功能差，可不慎将脱落的牙齿误咽至呼吸道。昏迷患者因舌根后坠，呕吐物、咯出的血液等反流误吸进入呼吸道。

2. 外源性异物　较多见，由体外进入。常见的异物有瓜子、豆类、花生仁、药丸、枣核、面条、馒头、汤团等。

（二）临床表现

1. 呼吸道梗阻的特殊表现　当气道异物发生后，患者多立即出现呼吸困难、剧烈呛咳、反射性恶心呕吐、喉头发紧、发音困难或声音嘶哑等，幼儿可同时大哭大闹。

2. 呼吸道不完全性梗阻患者的表现　咳嗽、喘憋、咳嗽无力、呼吸急促，吸气时可出现高调哮鸣音，由于气道异物多梗阻于喉腔的声门裂处，刺激局部引起极度不适，患者多情不自禁地将一手的食指和拇指张开呈"V"字形紧贴喉部，这是气道异物的特殊体征，称为"V"字形体征。

3. 呼吸道完全性梗阻的表现　患者不能讲话、不能咳嗽，呼吸极度困难，颜面灰暗，甚至发绀。随着呼吸困难的发生，短时间内可因脑部缺氧，使患者很快发生意识障碍，甚至昏迷。

（三）诊断要点

1. 气道异物分类　气道异物分为完全性和不完全性阻塞两类。不完全性阻塞又分通气良好与通气不良。完全性阻塞与不完全性阻塞通气不良的患者病情危重，必须争分夺秒予以抢救。

2. 成人气道异物的典型症状与体征　不能讲话，不能咳嗽，呼吸困难，发绀，"V"字形体征（单手或双手抓住喉咙出现哽噎痛苦症状）。

3. 诊断要点　凡遇患者在就餐时突然不能讲话、不能咳嗽，出现"V"字形体征，即可诊断为气道异物，应立即施救。

（四）现场急救

急救者采用徒手法立即将呼吸道异物清除、迅速畅通气道、恢复呼吸是气道异物梗阻现场急救的主要措施。成人气道异物国际上推荐的最有效的急救方法是腹部手拳冲击法（海默立克手法）。

1. 腹部手拳冲击法　采用海氏腹部冲击法，包括立位腹部冲击法与卧位腹部冲击法两种方法。

（1）主要原理：抢救者徒手突然用力冲击腹部、膈肌软组织，巨大压力挤压两肺下部，驱使肺内气体形成一股气流；气流的力量进入气管将堵塞气管、喉部的食物团块等异物清除，迅速畅通气道。1974年，已经有人用此徒手法成功地抢救了一名女性患者。1983年，美国 Heimlich 通过新闻、书报、杂志报道，将该法进一步研究规范并由此广泛推广普及，现称为"海默立克手法"。

（2）立位腹部冲击法：此方法用于意识清楚的成人患者。患者站立位，嘱患者弯腰头部向前倾并张口。可分为4个步骤进行：①抢救者站于患者背后，以双臂环绕患者腰部。②抢救者一手握空心拳，拳心向内，使拇指朝下置于患者上腹部中线于脐上两横指处，远离剑突。③另一手紧握该拳，快速用力向内向上冲击腹部，每6~8次为一个循环。以此法造成人工咳嗽，驱出异物。每次冲击应是独立、有力的动作，两次之间要停留片刻，不要连贯，注意施力方向，防止胸部和腹内脏器损伤。④一个循环后若效果不明显，休息后可重复冲击，直至异物排出（图2-53）。

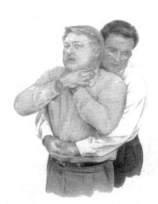

图 2-53　成人气道异物的急救方法（海默立克手法）

对于意识清醒的儿童患者，也可采用立位腹部冲击法（图2-54），

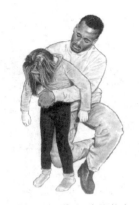

图 2-54　儿童气道异物也可采用立位腹部冲击法

但须注意用力适中。

（3）卧位腹部冲击法：适用于意识不清的患者。其具体方法是将患者置于平整地面，仰卧位，用仰头举颏法保证气道顺直。抢救者跪于患者大腿旁或骑跨在患者髋部，将一手掌根部平放在患者脐上两横指处，远离剑突。另一手置其上，两手重叠，用身体的重量压迫患者腹部，每6~8次为一个循环，直至异物排出。若未发现异物排出，应及时检查异物是否从呼吸道挤出而滞留在口腔。如果在口腔，用右手食指和拇指将异物直接抠出；若口腔没有异物，可再次进行冲击并检查。应注意手法操作的要领：按压部位要得当，否则会引起胃内容物反流；用力要适中，防止剑突骨折及腹内脏器损伤等并发症。AHA 现已不推荐使用卧位腹部冲击法。

对于异物梗阻引起心跳、呼吸骤停的患者，应立刻进行现场CPR，并呼叫120。腹部手拳冲击法亦适用于溺水患者气道异物的救治。

在患者做立位腹部冲击法时，如遇患者即将失去意识时，AHA最新推荐的方法是：立即呼叫120，然后抢救者慢慢后退，将患者平放在平直的地面上。打开气道，将患者头向一侧倾斜，观察患者口腔是否有可见异物；如有，用手指将异物抠出。如无，则采取 30:2 的 CPR（做 30 次按压，再做 2 次通气）。做几个回合后，再观察一下患者口腔。如看到口腔异物，将其抠出，然后判断患者有无呼吸和颈动脉搏动。如无，仍按 CPR 操作步骤进行。

2. 胸部手拳冲击法

（1）适用对象：怀孕和肥胖的气道异物患者。

（2）操作方法：胸部冲击法也有立位与卧位两种方法。具体操作与腹部冲击法基本相同，差异是冲击位置在胸部而不是腹部，冲击位置与做 CPR 时胸外按压的位置大致相同（图 2-55）。

3. 拍背法

（1）适用对象：婴儿（1 岁以内）呼吸道异物的现场急救。

（2）操作方法

1）背部拍击法（图 2-56）：让患儿骑跨并俯卧于急救者的前臂上，头部应低于躯干；抢救者用左手托患儿下颌固定头部，并且将其手臂置于急救者的大腿上，然后用另一手的掌根部用力拍击患儿背部肩胛间区，每 6~8 次为一个循环。此法的作用是通过拍击背部，使呼吸道内压力骤然升高，形成气流推挤气道异物，使异物松动继而排出体外。

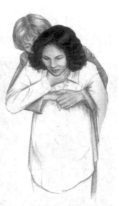

图 2-55 怀孕妇女宜采用胸部手拳冲击法

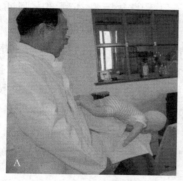
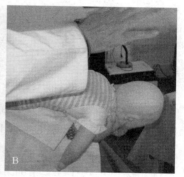
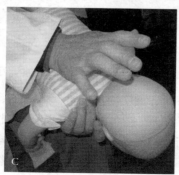

图 2-56 背部拍击法的操作

2）胸部冲击法（图 2-57）：让患儿处于仰卧位，急救者用手臂抱持患儿，并且将患儿放置于手臂弯中，患儿头应低于躯干，急救者用食指和中指按压患儿两乳头连线与胸骨中线交界处，向后向上用力冲击，每 6~8 次为一个循环。根据病情，背部拍击法可与胸部冲击法交替使用，直至气道异物排出。

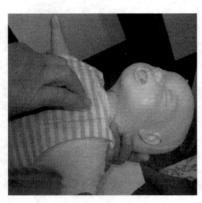

图 2-57　胸部冲击法

4. 手指异物抠除法　适用于可见异物的昏迷患者。抢救者先用拇指和其余 4 指紧握患者的下颌，并向前下方牵拉。然后用另一只手的食指沿其颊部内侧插入，在咽喉部或舌根部轻轻勾出异物。动作要轻柔，切勿粗暴过猛，以免将异物推向深处。未见可见异物的昏迷患者不可盲目采用手指异物抠除法。

5. 注意事项　气道异物梗阻的现场急救及时，可有效避免长时间缺氧导致的心跳、呼吸骤停，脑瘫及脑瘫后遗症的发生。需特别指出的是，目前国际上只推荐对 1 岁以内婴儿采用背部拍背法，大于 1 岁的儿童及成人发生气道异物梗阻只适用腹部手拳冲击法或胸部手拳冲击法（适用于孕妇和肥胖者）。

七、现场心肺复苏成功的实例

【病例一】

范某某，女，47 岁，公交车售票员。1 个月前曾有过一次胸闷、心悸，类似心脏病发作，曾到上海同济大学附属同济医院就诊，医生开列若干心血管病药物及有关检验项目。6 月 1 日早晨患者起来感觉心前区不适，服用心血管病药物未见缓解，家人遂打 120 电话求救。等待过程中自觉心悸、喘不过气，不堪忍受。120 医生赶到后，为患者做 心电图（ECG）检查。在检查过程中患者突然失去意识，ECG 出现心室颤动波。遂给予电击除颤，经多次电击，患者恢复窦性心律与自主呼吸。入院后经冠状动脉造影，显示有 2 支冠状动脉严重狭窄，于是分次植入两个冠状动脉支架，15 天后康复出院（图 2-58、图 2-59）。

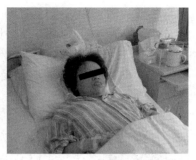

图 2-58 复苏存活的患者范某某

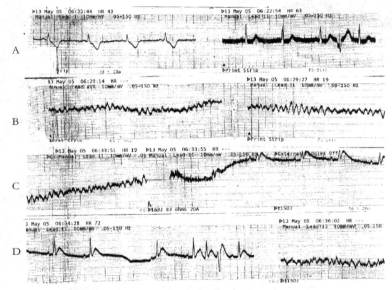

图 2-59 范某某现场抢救的 ECG 记录

注：A. 显示正常窦性心律；B. 患者突然出现心室颤动波；C. 当场予以电击除颤；D. 患者恢复窦性心律。

点评：该患者属心源性猝死，此次现场心肺复苏成功的关键是早呼救，尤其是早除颤（是目击下的心室颤动，应在 1 分钟内除颤），现场恢复心跳和自主呼吸，为入院后的救治奠定了良好基础。

【病例二】

李某某，男，51 岁，建材商铺老板。既往无心脏病病史，有十二指肠溃疡及手术史。2001 年 9 月 4 日，突感上腹部及胸骨后疼痛不适，误认为是溃疡病复发，服用自购的"胃痛药"后缓解。9

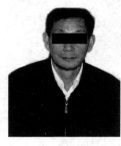

图 2-60　复苏存活的患者李某某

月 5 日，又突发胸前区疼痛，且向胸背部及手指放射，再服"胃痛药"不能缓解，遂打 120 电话。120 医生赶到后心、肺听诊无明显异常，查 ECG 也未发现明显异常，考虑患者表情痛苦，不能排除心脏疾病的可能，决定将其转送医院急诊。在救护车上，给其开通静脉输液、给氧，并予以心电监测。即将到院时，患者突然失去意识（双眼上翻、全身抽搐、面色青紫），心电监测显示心室颤动波。120 医生 1 分钟内予以电击除颤，患者立即恢复窦性心律，并恢复心跳、呼吸与意识。到院后经冠状动脉造影显示有 2 支冠状动脉严重阻塞，于是对其中一支植入冠状动脉支架，10 天后康复出院，半月后随访情况良好（图 2-60、图 2-61）。

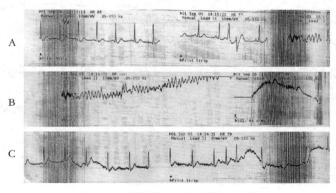

图 2-61　李某某现场抢救的 ECG 记录

注：A. 正常窦性心律，突然出现 RonT 波；B. 患者出现心室颤动波，120 医务人员迅即除颤；C. 患者恢复窦性心律。

点评：该患者属心源性猝死。此次现场复苏成功的关键是做到了及早呼救、及早除颤。家属在第二次再服"胃痛药"无效后果断打120电话求救；120医生不为心电图未见明显异常的假象所迷惑，坚持转送医院诊治，并在车上做好监测与抢救准备；发现心室颤动波后立即予以除颤，迅速恢复心跳与自主呼吸，患者因得到及时正确的救治而存活。

【病例三】

窦某某，男，43岁，平素健康，吸烟较多（一天2包）。春节其间连续几十个小时打麻将，年初三回家上厕所时突然自觉胸闷不适，约5分钟后自觉左侧胸痛，后突然意识丧失，呼吸停止，小便失禁。家属即刻呼叫120求救，一邻居闻讯后予以患者单纯胸外按压。6分钟左右救护车到达现场。体格检查发现患者双瞳孔扩大，对光反射消失，颈动脉搏动消失，心音消失，呼吸音消失。ECG显示心室颤动，即刻予除颤一次后心律转为无脉心电活动。而后多次反复出现心室颤动，给予开放静脉、气管插管、不间断CPR及用药等抢救措施，15分钟后心律转为正常心律，自主呼吸逐渐恢复，送达医院后继续抢救。次日患者苏醒，神志清楚。住院治疗观察数日后出院，半月后随访状况良好。

点评：患者可能为排尿性晕厥致心室颤动，也属心源性猝死。家属在第一时间拨打120电话呼救。邻居闻讯后立即予以单纯胸外按压，延长了患者心室颤动持续时间。120医生赶到现场患者仍显示心室颤动波。即予以电击除颤，并给予开放静脉、气管插管、不间断CPR及用药等综合性抢救措施，终于使患者恢复正常心律与自主呼吸，后送达医院继续抢救。患者抢救全过程符合AHA的生存链的5个环节：及早呼救、及早CPR、及早除颤、及早高级心血管生命支持及综合性治疗。邻居的胸外按压功不可没，胸外按压延长了心室颤动持续时间，为后续120医生的抢救奠定了良好的基础。

【病例四】

姚某某，男，27 岁，来沪打工者。患者于 2001 年 8 月 5 日在上海市某建筑工地作业时不慎触电，工友将其脱离电源后拨打 120 电话求救。120 调度回复暂无车可派，工地 2 位工友轮流给患者做单纯胸外按压，20 多分钟后 120 车赶到现场，立即予以心电监测，ECG 仍显示心室颤动波，当即予以电击除颤，经多次除颤，患者恢复窦性心律与自主呼吸，后转院治疗。入院后经检查，发现患者记忆功能较差，给予多个疗程高压氧舱治疗，数月后患者恢复记忆功能，正常上班。随访情况良好（图 2-62、图 2-63）。

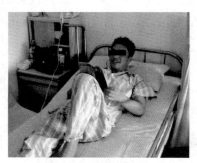

图 2-62　患者姚某某在病房

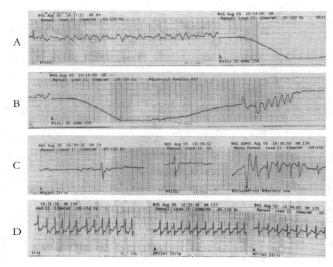

图 2-63　患者姚某某抢救的心电图记录

注：A、B 同事持续 CPR，120 医生 20 多分钟赶到时仍为心室颤动，予以电击；C、D 经多次电击后出现室性心动过速和窦性心律。

点评：患者属低电压触电。脱离电源后，工友给予单纯胸外按压，延长了患者心室颤动持续时间并保存心脑功能，为后续的 120 治疗赢得了宝贵的时间。120 医生到现场后患者仍显示心室颤动波，当即予以电击除颤。早 CPR、早除颤是本病例复苏成功的关键。

【病例五】

周某某，男，55 岁，回沪知青。2007 年 1 月 10 日下午在上海某证券交易所营业厅观看股票行情时突然意识丧失，面色青紫，摔倒在地。现场有一股友对其进行单纯胸外按压。5 分钟后 120 车赶到现场。120 医生对其进行体格检查，发现意识丧失，心跳和呼吸均无，ECG 显示心室颤动波，当即予以 CPR、电击除颤、开通静脉、气囊面罩通气、气管插管、用药等抢救措施，现场恢复心跳和自主呼吸。后转送上海交通大学医学院附属新华医院进一步救治，冠状动脉造影显示有一支冠状动脉严重阻塞，遂进行植入支架手术。10 天后康复出院，1 个月后随访情况良好。

点评：患者男性，在观看股票行情时由于情绪激动，突发心肌梗死。现场股友及时呼救并对其进行胸外按压，赢得宝贵抢救时间。120 车急救反应时间较快（5 分钟），故 120 车到现场时患者 ECG 仍为心室颤动。120 人员抢救措施得当，使患者在现场恢复心跳与自主呼吸，为入院后的救治奠定良好基础。整个抢救过程完全符合 AHA 的生存链：及早呼救、及早 CPR、及早除颤、及早高级心血管生命支持，骤停后的综合治疗。抢救过程一气呵成，堪称完美！

【病例六】

姚某，女，30 岁，外企白领。患者幼年时患有哮喘，成年后多年未发。2007 年 10 月 17 日因进食海鲜诱发哮喘。上半夜时用沙丁胺醇后缓解。下半夜后哮喘又发作，再用沙丁胺醇无效，且症状加剧。清晨时患者呼吸困难加剧、发绀，突然失去意识。家属拨打 120 电话求救。120 医生赶到时，患者颈动脉搏动消失、呼吸停止。遂给

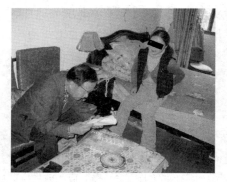

图 2-64　笔者随访患者姚某

予心电监护，ECG 显示逸搏心律（PEA），继之变成心室颤动波。120 医生考虑患者的心脏骤停乃呼吸系统病因缺氧所致，果断决定气管插管，随即进行 CPR 及注射肾上腺素、呼吸兴奋剂、甲泼尼龙、纳洛酮等治疗措施。经抢救，患者恢复窦性心律和自主呼吸，后转送医院急诊科继续治疗。1 个月后随访，患者情况良好（图 2-64、图 2-65）。

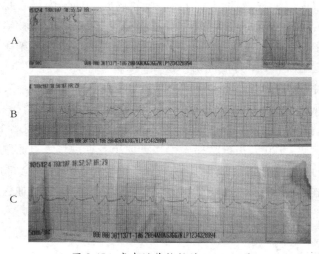

图 2-65　患者姚某抢救的 ECG 记录
　　A. 患者由于严重缺氧，ECG 显示 PEA 波；B. 患者随即出现心室颤动波；C. 经气管插管和 CPR 后患者恢复窦性心律。

　　点评：患者女性，有哮喘病史，此次发病系食用海鲜诱发。患者因哮喘严重发作导致支气管严重痉挛造成急性严重缺氧，最后导致心跳、呼吸骤停。患者的心室颤动波乃呼吸系统病因所致。120

医生果断决定不采用电击除颤，而改用气管插管改善通气的方式救治该患者，是完全正确的，反映了该120医生对现代复苏医学的理解和运用十分深刻到位，其抢救用药也十分精到。笔者为这位120医生感到高兴和自豪！

八、对提高我国院前复苏存活率的若干思考

1. 笔者对提高我国院前复苏存活率的若干思考 ①提高国民CPR的普及率，普及心脑血管疾病知识；②缩短急救半径和急救反应时间；③推行PAD(公众实施AED)项目（须立法）；④提高急救专业人员（救护车随车医务人员及医院急诊科、ICU医务人员）的ACLS水平；⑤开辟心血管急救绿色通道，积极开展心脏急诊介入治疗。

2. 笔者对复苏的一点感悟 对于一个典型的猝死患者，复苏能否成功并不是取决于用药等细节处理如何考究，而主要取决于能否在最合适的主要时机将最合适的主要复苏技术手段（CPR、除颤、插管等）用上去。

第二节 创伤现场急救技术

一、概述

（一）定义

创伤也称机械性损伤，即机械性致伤因素造成的人体组织结构连续性破坏。一般是外界机械性物质接触人体所造成。创伤常见的原因有交通伤、坠落伤、机械伤、锐器伤、跌伤、火器伤等。

随着现代工业、建筑业、交通运输业等的迅速发展，严重创伤发生率日益增多，多发伤的比例也明显上升。据世界卫生组织1993年统计，全球一年死于公路交通事故者约70万人，即平均每50秒就有1人死亡；每年受伤1 000万～1 500万人，平均每2秒有1人

受伤。我国 2003 年发生公路交通事故 66.75 万起，死亡 10.43 万人，重伤 49.41 万人。此后数年公路交通事故伤导致的伤亡人数有所下降，但仍处于高位。

因创伤导致伤亡最严重的灾害当属地震。1976 年中国唐山大地震造成伤亡数：受伤 70 多万人，死亡 24.2 万人，重伤 16.4 万人，高位截瘫 3 817 人。2008 年汶川地震造成遇难同胞 68 712 名，失踪同胞 17 921 名（其中遇难和失踪学生 5 335 名），共造成残疾 7 000 余名，救治伤病员 445 万人次，累计住院 143 367 名（其中伤员 91 177 名）；送到省外救治伤病员 10 015 名。2013 年四川雅安地震伤亡人数：死亡 196 人，失踪 21 人，478 人获救，11 470 人受伤。

（二）创伤的分类

1. 开放性创伤　是指有开放性伤口，皮肤及皮肤以下组织均受到损伤，包括擦伤、撕裂伤、刺伤、切伤、砍伤、火器伤等。

2. 闭合性创伤　是指皮肤完整而皮肤以下组织均受到损伤，包括挫伤、挤压伤、扭伤、关节脱位和半脱位、骨折、闭合性内部组织器官损伤等。

3. 多发性创伤　是指在事故发生时，同一致伤因素使人体两个或两个以上的解剖部位或脏器发生较严重损伤，且至少有一处是致命的。

4. 复合伤　两个或两个以上的致伤因素引起的创伤称为复合伤，如原子弹爆炸产生物理、化学、高温、放射等因子所引起的创伤。

5. 多处伤　是指同一解剖部位或脏器的两处或两处以上的创伤，如一个肢体有两处以上的骨折，一个脏器有两处以上的裂伤。

（三）创伤现场急救

创伤现场急救，是指对伤员在送入医院前的紧急救护，包括在受伤现场的救护及保健站、急救站的救护。分为自救、互救和医务人员的初次救护 3 类。

创伤现场处理的目的：控制严重出血、预防休克、预防感染、送院治疗。创伤现场急救必须强调系统、正确、规范，最终目的是提高生存率、减少死亡率、减少致残率。

二、外伤救护5项技术

外伤救护5项技术:通气、止血、包扎、固定、搬运。近年来，王一镗教授提出外伤救护6项技术:解脱、通气、止血、包扎、固定、搬运。

（一）通气（气道开放技术）

1. 基本技术　气道阻塞是创伤急诊患者突然早期死亡的主要原因之一，故应尽早使用基本气道开放技术，解除因舌根后坠、呕吐物及血块导致的气道阻塞。开放气道时，须注意颈椎的固定或颈椎伤的排除。及时供氧，通过鼻导管或面罩高流量吸氧（10 ～ 12 L/min）。对存在低氧血症的患者，建议使用气囊面罩供氧，并备气管插管。

基本技术包括仰头举颏法（图 2-35）、双手推颌法（怀疑颈椎损伤时）（图 2-36）、气道吸引（图 2-66A）、放置口咽管（图 2-66B、C、D) 或者鼻咽管（图 2-66E、F)，以及单向阀门面罩通气（图 2-30）、气囊面罩通气等（图 2-32、图 2-33、图 2-67）。

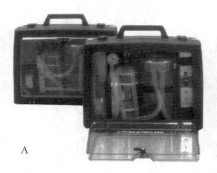

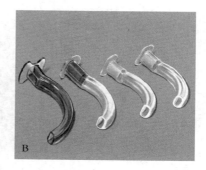

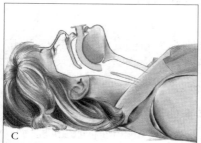

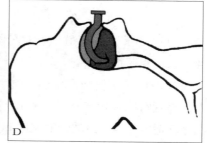

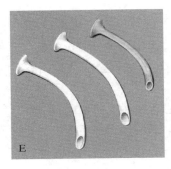
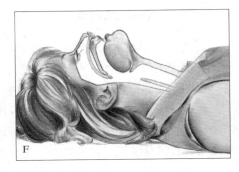

图 2-66　气道吸引

注：A. 脚踏式吸引器；B. 各种型号的口咽管；C. 规格适中的口咽管放置后开放气道；D. 如口咽管太短则反而会把舌根往后推而更加阻塞气道；E. 各种型号鼻咽管；F. 鼻咽管放置后开放气道。

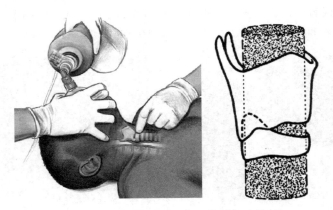

图 2-67　曾经推荐的气囊面罩通气时的环状软骨加压法

　　（1）徒手开放气道：一般采用仰头举颏法，如怀疑颈椎骨折，则应采用双手推颏法。

　　（2）置口咽管或鼻咽管：口咽管只适用于无吞咽反射的昏迷患者，鼻咽管则适用于昏迷与意识清醒的患者。口咽管与鼻咽管均需选择合适的型号。口咽管的长度等于患者从口角到耳垂的长度为宜。

如型号过小，反而易将舌根往后推导致气道阻塞。鼻咽管的长度以一侧鼻翼到同侧外耳的长度为宜。

口咽管使用时，现将口咽管弯曲开口处对着患者上颚，进去2/3后，再将口咽管旋转，此时口咽管正好托住舌根。鼻咽管使用前，先在鼻咽管外部涂抹石蜡油，然后在一侧鼻腔慢慢插入。如遇抵抗，则先拔出一段后，再慢慢边旋转边插入。

（3）气囊面罩通气，单人操作时，操作者将面罩罩住患者的口鼻部，用左手的食指和拇指弯曲形成 C 字形紧贴面罩外圈并压紧；左手的中指、无名指和小指按住患者下颌骨下的脸部。此时，右手大拇指与其余四个手指分按气囊中部两边，由外向内按捏，按捏至球囊一半时手指放松让球囊回弹，至球囊充分回弹后，再按捏球囊。一般按捏时间为 1~1.5 秒，球囊放松时间为 2 秒（图 2-32）。

双人气囊面罩操作时，先将气囊面罩连接好。一人用两个 CE 手法按住面罩，另一人用双手按压球囊，按压时间 1~1.5 秒，球囊放松时间为 2 秒（图 2-33）。

2. 过渡开放气道技术　包括放置喉罩通气管（图 2-68）、气管食管联合导管（图 2-69）、食管阻塞管。

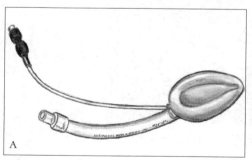 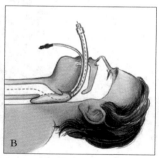

图 2-68　喉罩通气
注：A. 喉罩通气管；B. 放置喉罩通气管。

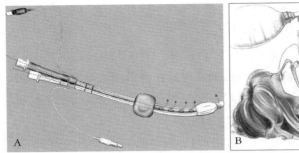
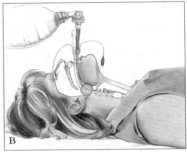

图 2-69　气管食管联合导管通气

注：A. 气管食管联合导管；B. 放置气管食管联合导管。

3. 气管插管

（1）气管插管方式：分为经鼻气管插管（nasotracheal intubation, NTI）、经口气管插管（orotacheal intubition，OTI）、快速气管插管（rapid sequence intubition, RSI）等。

（2）气管插管导管：有多种型号，我国成人气管插管一般选用 7.5 号或 8 号导管（图 2-70）。

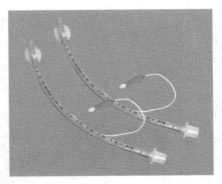

图 2-70　气管插管导管

（3）喉镜：镜片有弯的和直的两种（图 2-71）。我国国人一般采用弯的镜片，欧美一般采用直的镜片。

（4）气管插管操作要点：气管插管时必须看到声门；弯的喉镜必须插到会厌前；直的喉镜必须插到会厌下（图 2-72）。

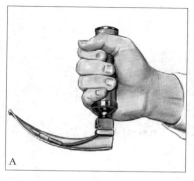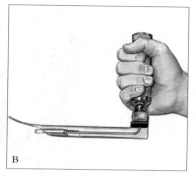

图 2-71　喉镜类型

注:A. 镜片为弯的喉镜; B. 镜片为直的喉镜。

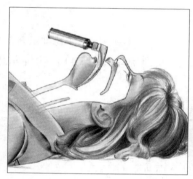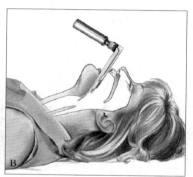

图 2-72　气管插管操作要点

注:A. 弯的喉镜必须插在会厌前; B. 直的喉镜必须插在会厌下。

4. 外科技术　包括环甲膜穿刺 (needle cricothyroidotomy)、环甲膜切开 (surgicalcricothyroidotomy) (图 2-73)、气管切开 (tracheostomy)。

（二）止血

1. 学会判断动脉出血和静脉出血　动脉血颜色是鲜红的，静脉血颜色是暗红的;动脉出血速度快、量大，静脉出血速度较慢、出血量相对较小。

2. 常用止血方法　包括指压止血法、加压包扎止血法、填塞止血法、止血带止血法等。

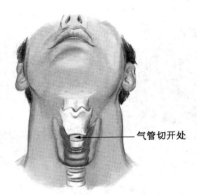

气管切开处

图 2-73　环甲膜切开的位置（甲状
软骨与环状软骨间横切 1 cm）

3. 具体操作方法

（1）指压止血法：较大的动脉出血后，用拇指压住出血的血管上方（近心端），使血管被压闭住，中断血流（图 2-74）。几种常用的指压止血法见表 2-3。

表 2-3　常用部位的指压止血法

出血部位	采用方法
一侧头额颞部出血	指压颞（浅）动脉（图 2-75）
一侧颜面部出血	指压面动脉（图 2-76）
一侧耳后出血	指压耳后动脉（图 2-77）
一侧头后枕骨附近出血	指压枕动脉（图 2-78）
前臂出血	指压肱动脉（图 2-79）
手掌出血	指压尺、桡动脉（图 2-80）
手指出血	指压手指根部两侧动脉（图 2-81）
下肢出血	指压深压股动脉（图 2-82）
一侧脚背出血	指压胫前胫后动脉（图 2-83）

注：指压法找到相应的动脉后，务必将该动脉深压，顶住邻近的骨组织。

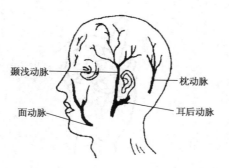

颞浅动脉

面动脉

枕动脉

耳后动脉

图 2-74　面部浅表动脉

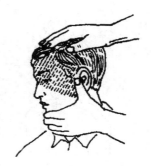

图 2-75　颞浅动脉指压止血法

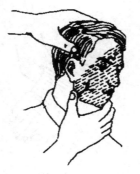

图 2-76　面动脉指压止血法

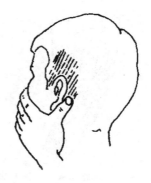

图 2-77　耳后动脉指压止血法

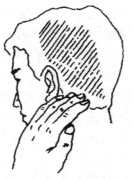

图 2-78　枕动脉指压止血法

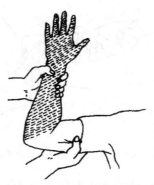

图 2-79　肱动脉指压止血法

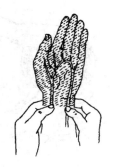

图 2-80　尺桡动脉指压止血法

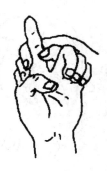

图 2-81　手指根部动脉指压止血法

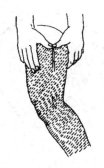

图 2-82　深压股动脉指压止血法

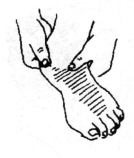

图 2-83　胫前胫后动脉指压止血法

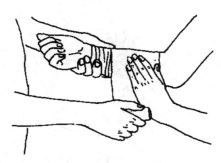

图 2-84　前臂出血的加压包扎止血法

（2）加压包扎止血法：加压包扎止血法就是伤口覆盖无菌敷料后，再在无菌敷料上面放一棉垫，然后再用绷带、三角巾等紧紧包扎，以停止出血为度。这种方法用于小动脉以及静脉或毛细血管的出血。但伤口内有碎骨片时禁用此法，以免加重损伤。一般适用于四肢较浅的表皮裂伤。加压包扎止血法的操作方法见图 2-84。

（3）填塞止血法：适用于大而深的伤口（如大的撕裂伤）。如颈部有一大的撕裂伤时，可用消毒纱布或消毒棉花将伤口填满，上面盖消毒纱布，再放棉垫，再用三角巾宽条中段压紧，在对侧腋下打结扎紧（图2-85）。

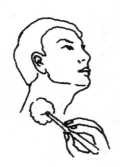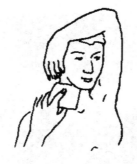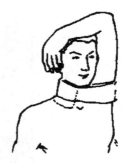

图 2-85　填塞止血法操作步骤

（4）止血带止血法

适用范围：四肢动脉出血。

止血带使用注意事项：①使用正规止血带；②上止血带部位，近伤口的近心端，止血带下面放衬垫（图2-86）；③止血带上的松紧以能达到止血效果为宜（出血明显减缓，仅有少量滴血），每隔30分钟松1分钟（或每隔1小时松2~3分钟）；④上过止血带必须交班；⑤成批伤员上止血带必须做标记。

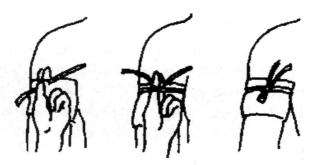

图 2-86　橡皮止血带止血法

若无正规止血带，可采用三角巾绞紧止血法。具体操作步骤：

将三角巾折成宽条，将三角巾宽条在相应上止血带的部位缠 2 圈后打一双环结，将一小棒（或笔杆）插入其中一孔，旋转几圈达到止血效果后，将小棒插入另一孔内（图 2-87）。

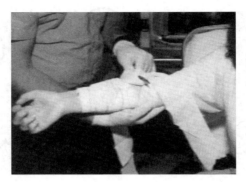

图 2-87　三角巾绞紧止血法

（三）包扎

1. 绷带包扎

（1）绷带包扎类型：环形、螺旋形、螺旋折叠形。

（2）具体方法：环形，是绷带围绕圆心打转包扎。螺旋形，即围绕圆心盘旋向上包扎。螺旋折叠形，即一边盘旋向上一边打折，防止绷带滑落。需强调的是，绷带不能直接包扎伤口，必须在创面盖上敷料后再行绷带包扎。

2. 三角巾包扎

（1）有关三角巾基本知识：将一边长为 1m 的正方形布沿对角线一裁为二，即成两块三角巾。这条对角线即为三角巾的底边，两条直角边即为三角巾的腰边，直角即为三角巾的顶角。顶角系有系带。为了方便不同部位的包扎，可将三角巾折叠成带状，称为带状三角巾，或将三角巾在顶角附近与底边重点折叠成燕尾状，称为燕尾式三角巾（图 2-88）。

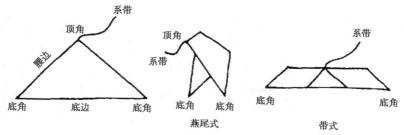

图 2-88　三角巾及其不同折法

（2）三角巾包扎方法

1）三角巾帽式包扎法：适用于头顶部外伤。

包扎方法：先在伤口上覆盖无菌纱布（所有伤口包扎前在创面均需先覆盖无菌纱布，若现场没有无菌纱布时可用消毒餐巾纸代替），将三角巾底边回折 1 cm 后放在伤员眉间上部，顶角经头部拉到头后枕部，将底边经耳上向后拉紧压住顶角，然后抓住两个底角在枕部交叉返回到额部中央打结（图 2-89）。

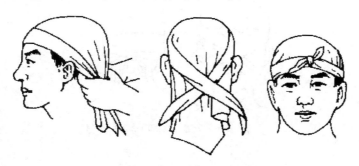

图 2-89　帽式三角巾包扎法

2）面具式：适用于颜面部外伤。

包扎方法：把三角巾一折为二，顶角打结放在下颌正中，两手拉住底角罩住面部，然后双手持两底角拉向枕后交叉，最后在头顶打结固定。在眼部和鼻部提起三角巾，用剪刀剪洞开窗（图 2-90）。

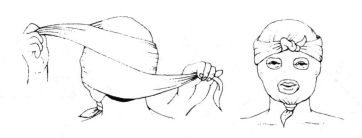

图 2-90　面具式三角巾包扎法

3）双眼包扎法：适用于单眼或双眼受伤。

包扎方法：将三角巾折成宽带状，中段放在头后枕骨上，两旁分别从耳上拉向眼前，盖住双眼，在鼻梁上方交叉，再持两端分别从耳下拉向头后枕下部打结固定（图 2-91）。即使单眼外伤也应该包扎双眼，因为若仅包扎伤眼，健眼仍活动，必然会带动伤眼活动，不利于稳定伤情。

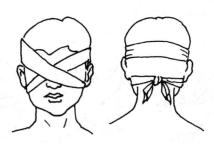

图 2-91　双眼三角巾包扎法

4）三角巾头部十字包扎法：适用于下颌、耳部、前额、颞部小范围受伤。

包扎方法：将三角巾叠成宽带状放于下颌，两手将带巾两底角分别经耳后向上提，长的一端绕过头顶与短的一端在一侧颞部交叉成十字，然后两端水平环绕头部经额、颞、耳上、枕部与另一端打结固定（图 2-92）。

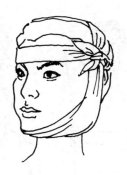

图 2-92 三角巾头部十字包扎法

5）三角巾一侧肩部包扎法：适用于一侧肩部受伤。

包扎方法：将燕尾三角巾的两夹角对着伤侧颈部，巾体紧压伤口的敷料上，燕尾底部包绕上臂根部打结，然后两燕尾角分别经胸、背部拉到对侧腋下打结固定（图 2-93）。

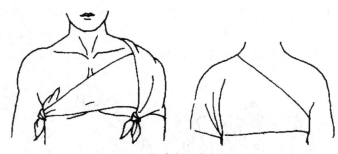

图 2-93 一侧肩部三角巾包扎法

6）手臂受伤包扎法：适用于一侧手臂受伤（前臂骨折等）。

包扎方法：先将前臂与一木棒（比前臂 2 关节间距离长）固定（上三道固定带，先上中间 1 道，再上两端 2 道），将手臂弯曲成 85°，将三角巾放置于胸前，三角巾底边放于健臂一侧并与地面相垂直，受伤手臂置于三角巾外侧；将下面一底角拉起，绕过伤者头颈与另一底角打结；将三角巾系带拉向受伤手臂的手部上方，与三角巾底边缠绕打结（图 2-94）。

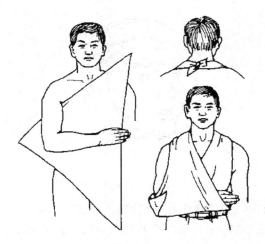

图 2-94　手臂受伤的三角巾包扎法

7）三角巾手部包扎法：适用于手部受伤。

包扎方法：将三角巾平摊在桌面上，伤者手平摊置于三角巾中间，将三角巾顶角与系带反向折叠将手部盖住；将三角巾两底角提起交叉，再绕过手腕，再将两底角提起打结（图 2-95）。

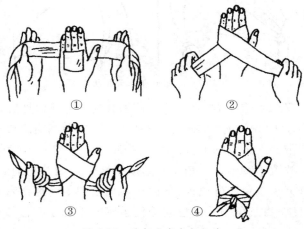

①　　　　　　　　　　　②

③　　　　　　　　　　　④

图 2-95　手部三角巾包扎法

8）三角巾腹部包扎法：适用于腹部受伤。

包扎方法：双手持三角巾两底角，将三角巾底边拉直放于胸腹部交界处，顶角置于会阴部；然后两底角绕至伤员腰部打结，最后顶角系带穿过会阴与底边打结固定（图2-96）。

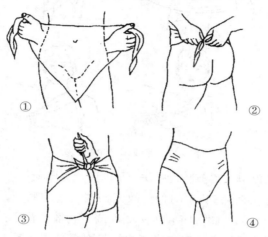

图 2-96 腹部三角巾包扎法

9）三角巾颈部包扎法：适用于颈部外伤。

包扎方法：嘱伤员健侧手臂上举抱住头部，三角巾折成带状，中段压紧覆盖的敷料，两端在健侧手臂根部打结（图2-97）。

10）三角巾腋下包扎法：适用于腋下受伤。

包扎方法：将带状三角巾中段紧压腋下伤口敷料上，再将三角巾的两端向上提起，于同侧肩部交叉，最后分别经胸、背斜向对侧腋下打结固定（图2-98）。

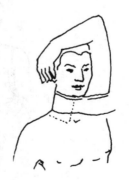

图 2-97 颈部外伤的三角巾包扎法

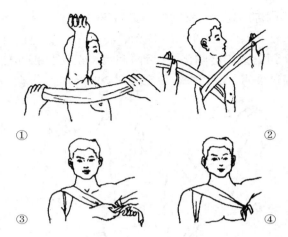

图 2-98　腋下三角巾包扎法

11）三角巾一侧前胸包扎法:适用于一侧胸受伤。

包扎方法:将三角巾的顶角放于伤侧一边的肩上,使三角巾底边正中位于伤部下侧,将底边两端环绕下胸部至背后打结,然后将三角巾顶角的系带穿过三角巾底边与其固定打结（图 2-99）。

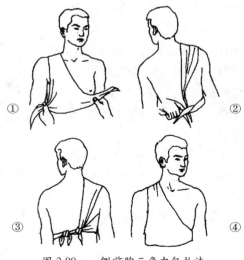

图 2-99　一侧前胸三角巾包扎法

12）三角巾侧胸包扎法：适用于一侧侧胸部外伤。

包扎方法：将燕尾式三角巾的夹角正对伤侧腋窝，双手持燕尾式底边的两端，紧压在伤口的敷料上，利用顶角系带环绕下胸部与另一端打结，再将两个燕尾斜向上拉到对侧肩部打结（图2-100）。

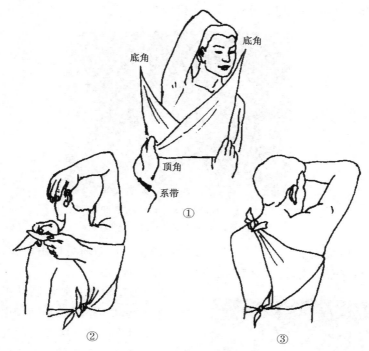

图 2-100　一侧侧胸的三角巾包扎法

13）三角巾双侧胸背部包扎法：适用于双侧胸背部外伤。

包扎方法：将两块燕尾式三角巾置于伤者胸背部（一块在胸部，另一块在背部），将燕尾式两对燕尾置于伤者两肩部，将相对的两燕尾先打结缚好（不必缚紧）；在伤者侧胸部，将一三角巾的燕尾式根部与另一三角巾的系带相缚，在伤员另一侧胸部也同样操作；然后，再将肩部的燕尾式两燕尾系紧即可（注意：两块燕尾式三角巾放置时应避免将两三角巾的燕尾式跟部放在一对）。

（四）固定（创伤部位的制动）

固定分为广义的固定与狭义的固定。狭义的固定即一般骨折的固定，如四肢骨折的固定、骨盆骨折的固定等。广义的固定是指伤员有腹腔闭合性损伤等，为避免在运输过程中遭受 2 次损伤，将伤员用担架车固定带将伤员固定在担架车上（图 2-101）。

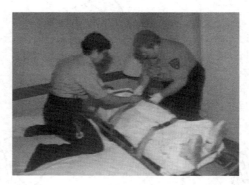

图 2-101　腹腔闭合性损伤伤员用固定带将伤员固定在担架上（广义的固定）

1. 固定的作用　可减轻疼痛刺激，防止与避免再出血和损伤。应注意搬动伤员时勿使伤处移位、扭曲、震动。

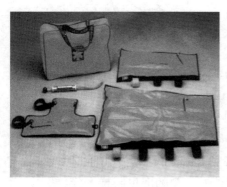

图 2-102　负压气垫

2. 固定材料　肢体制动可用夹板，躯干制动可借助于担架和束带。

（1）木制夹板：将五夹板等锯成狭长的梯形，可用于前臂或下肢骨折固定。

（2）负压气垫：用高分子材料制成，外面为帆布等材料，有气门芯。充气后，高分子颗粒聚集、变硬，可起固定作用（图 2-102）。

（3）塑料夹板：又称组合夹板，两节拼接后可用于前臂骨折固定。

（4）其他材料：颈托（图 2-103）、脊柱马夹（图 2-104）、托马氏架等。

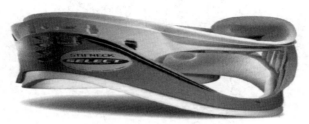

图 2-103　颈托

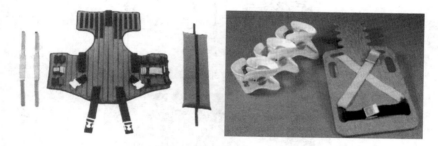

图 2-104　脊柱马甲与半身脊柱板

3. 固定方法

（1）颈部伤（怀疑颈椎骨折）固定：用颈托。

（2）锁骨骨折固定：用 2 根三角巾叠成宽条，将宽条放至患者腋下，缠绕一圈后在肩关节处打结，左右各一，然后将两根布条拉紧后打结（图 2-105）。

（3）尺桡骨骨折固定：见三角巾前臂包扎法。

（4）胫腓骨骨折固定：用木制夹板或负压骨折固定仪。木制夹板最好用 2 块夹板，内侧一块，外侧一块（图 2-106）。

（5）胸椎、腰椎骨折固定：用铲式担架、脊柱板或康能负压骨折固定仪均可。

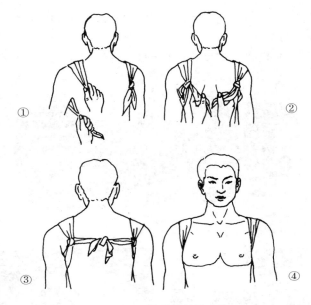

图 2-105　锁骨骨折固定法

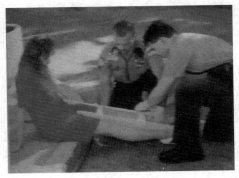

图 2-106　下肢骨折的固定方法

（6）股骨骨折固定:用木制夹板或负压骨折固定仪。如用夹板固定最好用两块夹板。

强调:木制夹板固定四肢时夹板长度必须比伤肢所处的两个关节长，绑上 3 根固定带。高速公路司机发生车祸应先使用颈托和脊柱马甲固定后再将伤员自驾驶室移出。

（五）搬运

搬运的注意事项：①重伤员搬运时必须密切注意气道开放；②无论采用何种方法均须注意不能加重原损伤部位的伤情或增加伤员痛苦；③脊柱伤伤员不能用软帆布担架搬运（如用帆布担架搬运，上面一定要垫一块铺板或五夹板），应用铲式担架或脊柱板搬运，将伤员移至担架时应由 3 人平托喊口令同时移至担架。

三、脊柱伤现场急救技术

（一）脊柱解剖

1. 脊柱　是人体躯干的中轴骨，由 24 个椎骨（7 个颈椎、12 个胸椎、5 个腰椎）、1 个骶骨和 1 个尾骨相互连接而组成，脊柱的上端是颅骨，下面连接着髋骨。在脊柱的胸段，还有肋骨与之相连。脊柱还是胸廓、腹腔以及骨盆的后壁。具有支持体重、保护脊髓和内脏的重要功能。

2. 椎管　脊柱的中央有椎管，椎管容纳脊髓。脊髓上连大脑，下连各种感受器及肌肉等，传递各种信息给大脑，又将大脑发布的各种"命令"传递到外周。如果脊髓横断，则脑不能控制横断面以下的肢体运动，即表现为截瘫。

3. 椎骨　每一个椎骨都是由椎体和椎弓两部分连接而成。椎体的表面有一薄层骨密质，内部主要由骨松质组成。因此，脊椎易受压变扁而造成压缩性骨折，骨折时又易损伤脊髓导致瘫痪。椎弓呈弓状，由一对椎弓根、一对推弓板、一个棘突、一对横突和两对关节突构成。椎体的后方与椎弓共同围成椎孔，所有椎骨的椎孔连接形成椎管，容纳脊髓。

4. 颈椎　椎体较小，但椎管直径宽大呈三角形。颈部的脊髓与椎管之间有一定的间隙，因外伤导致颈椎有轻度错位时，还不易损伤到颈部脊髓。但此时如不对颈椎用颈托予以固定，则颈椎可发生严重错位，导致颈部脊髓损伤，造成严重后果。

5. 胸椎　中胸部的胸椎为典型的椎骨，上位胸椎的外形与结构类似于颈椎，下位胸椎类似于腰椎。胸椎的椎体呈心脏形，椎孔为卵圆形，且直径小，脊髓与椎管紧贴，故遇外伤时，胸椎稍稍一错位即可伤及脊髓，导致不良后果。胸椎棘突较长，上下呈叠瓦状排列，有加固脊柱作用。

6. 腰椎　腰椎椎体大而厚，因腰椎活动范围大，故也易损伤脊髓。

7. 骶骨　由 5 个骶椎相互融合而构成，呈三角形。尾骨由 4~5 个退化的尾椎融合而成。

（二）脊柱伤伤员固定与搬运过程中的若干注意事项

（1）如怀疑脊柱损伤，打开气道时不宜用仰头举颏法，应改用双手推颌法。如此时仍采用仰头举颏法，可因颈椎过度拉伸而导致颈椎严重错位进而伤及颈部脊髓。

（2）怀疑颈椎损伤应上颈托。如患者卧位，放置颈托时应把颈托先放在患者头颈部后，再给予固定（图 2-107）。如果患者坐位，上颈托时应将颈托先放在患者颈部前面，再给予固定（图 2-108）。

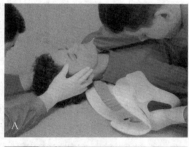
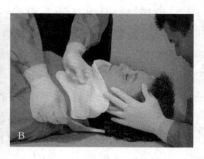
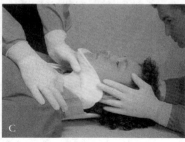

图 2-107　患者卧位时上颈托的步骤

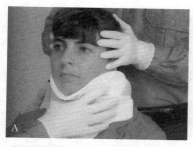
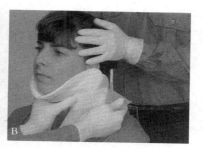
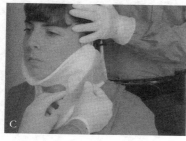

图 2-108　患者坐位时上颈托
的步骤

（3）怀疑脊柱损伤，应先将患者颈椎用颈托固定后，再用脊柱板固定（图 2-109）脊柱损伤伤员上完颈托后也可用半身脊柱板（图 2-110）或脊柱马甲固定。

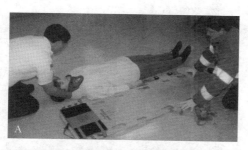

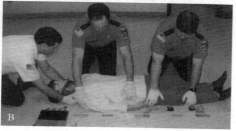

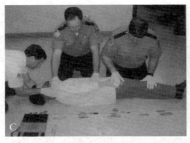
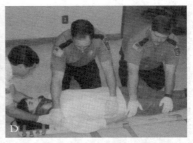
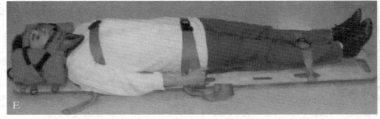

图 2-109　将脊柱损伤伤员移至脊柱板的步骤

（4）脊柱损伤伤员用脊柱板固定，并用正规固定带绑定后，伤员可侧身搬运，此时不会因呕吐而导致窒息（图 2-111）。

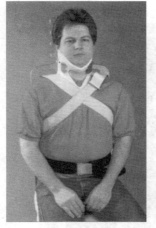
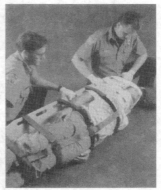

图 2-110　用半身脊柱板固定脊柱损伤

图 2-111　伤员固定于脊柱板后的搬运方式

四、创伤现场急救中应注意的几个问题

1. 锐器刺伤身体任何部位均不可将锐器拔出　应将纱布或绷带等将锐器四周固定并包扎好后送医院急救。如在现场将锐器拔出可能导致出血不止，造成不可收拾的后果（图 2-112）。例如锐器刺入眼球，应采用绷带卷将锐器固定，再包扎双眼（图 2-113）。如锐器刺中大腿，可用大棉垫将锐器四周固定后再用三角巾包扎（图 2-114），也可用多块敷料将锐器四周固定后再用绷带包扎（图 2-115）。锐器刺中躯干，也应采用消毒纱布等将锐器固定后再转运（图 2-116）。

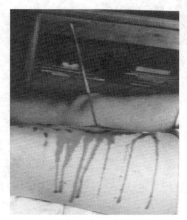

图 2-112　锐器刺伤身体任
何部位均不可将锐器拔出

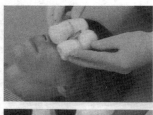

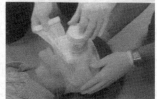

图 2-113　锐器刺入眼球，可用两
卷绷带卷经锐器固定后再包扎双眼

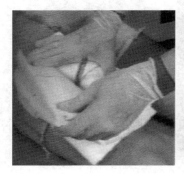

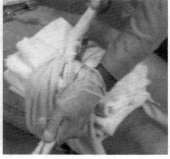

图 2-114　锐器刺中大腿可用大棉垫将锐器四周固定后再用三角巾包扎

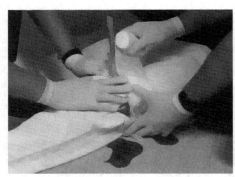 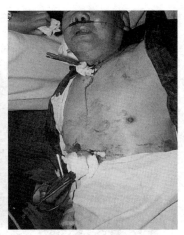

图 2-115 锐器刺中大腿，也可用多块敷料将锐器四周固定后再用绷带包扎　　图 2-116 锐器刺中躯干，也应采用消毒纱布等将锐器固定后再转运

　　2. 颅脑损伤禁止冲洗和填塞脑脊液流出道 应将头侧向一边，任脑脊液流出，并不断地用干消毒棉花或纱布将血液和脑脊液擦干净。颅脑外伤常导致颅底骨折。颅底骨折分颅前窝、颅中窝、颅后窝骨折 3 种。颅前窝骨折可伴有眼眶淤血（俗称"熊猫眼"，图 2-117）及大量鼻出血；颅中窝骨折可伴有外耳流血；颅后窝骨折可伴有耳后及头枕下部皮肤淤血（图 2-118）。

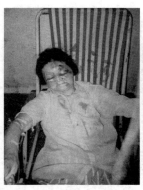 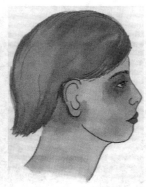

图 2-117 颅前窝骨折的"熊猫眼"　　图 2-118 颅前窝及颅后窝骨折体征

3. 颈部受伤不能用绷带缠绕颈项　颈部受伤如用绷带缠绕颈项，由于颈部经常活动，可导致绷带越缠越紧，对颈部压迫加深。如导致气管压迫，可致窒息。另外，绷带可同时压迫两侧的颈动脉窦，导致心脏反射性停止跳动（压迫一侧颈动脉窦仅导致心跳减缓，如同时压迫两侧颈动脉窦则可导致反射性心跳骤停）。故颈部受伤包扎时，绷带只能缠绕至对侧腋下再行固定包扎（图 2-119）。

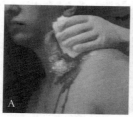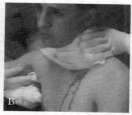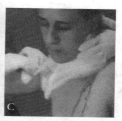

图 2-119　颈部受伤不能用绷带缠绕颈项，绷带只能缠绕至对侧腋下再行固定包扎

4. 胸部受伤应注意有无开放性气胸　如有开放性气胸，急救时应将伤口封住，使其不再漏气。可用一张大的塑料纸盖住伤口，再用宽的胶布将塑料纸四周边缘与伤者皮肤固定封闭（图 2-120A）；或可用凡士林纱布将开放伤口盖住，覆盖大片纱布及棉垫，外面再用宽的绷带用力缠绕包扎（图 2-120B）。

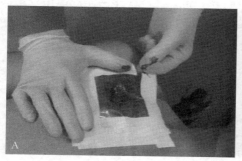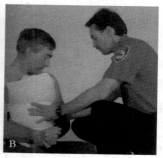

图 2-120　胸部受伤伴开放性气胸的包扎方法
A. 用厚的塑料纸封闭开放性气胸伤口；B. 或用凡士林纱布盖住伤口后再用大的棉垫压紧包扎。

　　开放性气胸必须处理成闭合性的理由:我们平时呼吸时由呼吸中枢指挥呼吸肌（胸大肌）运动，使胸廓扩张，形成胸腔负压，空气可进入肺，完成呼吸动作。开放性气胸时，胸腔与外界相通，呼吸肌运动时外面的空气可自由进入胸腔，不能形成胸腔负压，故肺部不能完成呼吸动作。此时必须将胸部开放伤口封闭，使之变成闭合性，方可继续呼吸。

　　5. 腹部开放性伤口的处理　有肠子或大网膜自伤口流出，包扎时不可回纳。

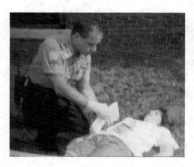

图 2-121　腹部开放性伤口内脏不可回纳，应保护性包扎

　　腹部开放性伤口内脏不可回纳的理由:腹部开放性伤口时，肠子等内脏外流，受到细菌的污染，此时如将肠子回纳，可导致腹部细菌大量繁殖，产生大量脓液，导致伤者因脓毒症感染性休克而死亡。此时最好的方法是用一清洁的搪瓷碗扣住伤口，上面覆盖棉垫，用绷带缠绕包扎。如无搪瓷碗，可用大的塑料纸盖住伤口，外面覆盖棉垫，再用绷带缠绕包扎（图 2-121）。

　　6. 四肢受伤应注意有无骨折　如有骨折，在运送之前用夹板或木棍将伤肢固定。应注意的是,下肢骨折（股骨骨折或胫腓骨骨折），最好用两块夹板固定，具体方法见图 2-106。

　　7. 脊柱损伤的处理　不能用软担架搬运伤员，应把硬木板或铺板垫在软担架上再将伤员进行搬运。最好用脊柱板或铲式担架搬运，这样可避免再次损伤脊神经。

　　(1) 铲式担架的使用方法:先将铲式担架两端的销子打开，将铲式担架的两片自伤者的左右两侧插入，直至将伤者全部置于担架上，然后再将担架两端的销子对准插上锁紧，即可将伤员抬走（图 2-122）。脊柱损伤伤员抬抱时最好由 2~3 人完成（图 2-123）。

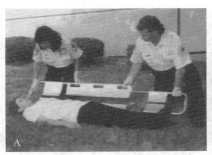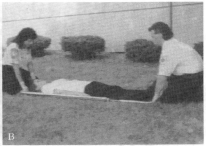

图 2-122　铲式担架的使用方法及步骤

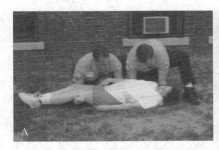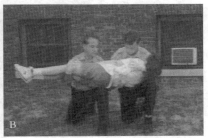

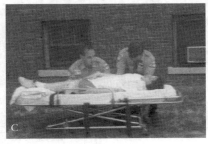

图 2-123　脊柱损伤伤员
的抬抱方法

　　(2) 脊柱损伤伤员转移至脊柱板的方法:先给伤员上颈托,将脊柱板放至伤员一侧;两位救护人员跪在伤员另一侧,一救护员一手托住伤员肩部与上臂,另一救护员托住伤员臀部与下肢,作整体翻转,边翻转边将脊柱板向伤员身体下方移动,然后缓缓将伤员放在脊柱板上。注意,在移动伤员时必须由另一人固定伤员颈椎部位(称之谓"颈锁")(图 2-124)。

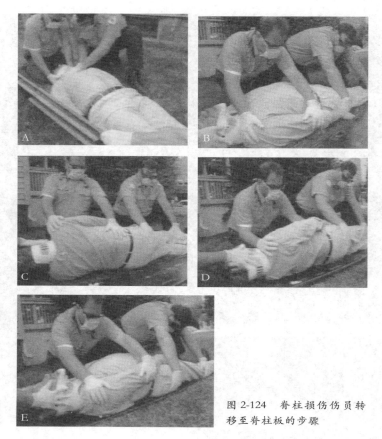

图 2-124　脊柱损伤伤员转移至脊柱板的步骤

8. 离断的肢体应收回　用无菌或清洁布将离断肢体或器官包裹，尽可能保存在低温（4℃左右）条件下送至手术室。保存时防避浸湿，更禁用液体直接浸泡（图 2-125）。（例如断指，可用消毒纱布包好，再装进保鲜塑料袋，将口子扎紧。另准备一些冰块或几支棒冰，用布包好，装进塑料袋扎紧，两个袋子同时放进保温杯。

9. 遇昏迷伤员应保持气道通畅　首先应清除伤者口腔内的血块和痰液；如舌根后缩，则应用纱布裹住舌头将舌头拉出；遇心跳与呼吸骤停者，应迅速施行人工呼吸和心脏按压。然后让伤者取侧卧或半俯卧位。

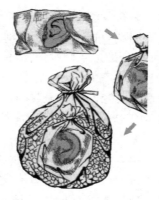

图 2-125　离断肢体与器官的保存方法

10. 胸腹腔闭合性损伤　怀疑有胸腹腔闭合性损伤者，应密切注意伤员生命体征（心跳、呼吸、脉搏、血压）。到了医院应向医院急诊科医师详细介绍伤员受伤情况及途中情况，以便医院及时作正确处理。

五、检伤和分类

（一）定义

检伤是指按伤员伤情的轻重程度将伤员分类，而分类则有利于合理施救和转送分流。

伤员分类站点应设在离伤员较集中的地方，并靠近交通要道，便于转送。

（二）检伤分类的目的

维持伤病员的心跳、呼吸、脉搏、血压等基本生命体征；通畅呼吸道；减轻痛苦，对症处理；实施初级心肺复苏和外伤救护五大技术；使伤员分级转送，或向专业性强的当地三级医院转送。

（三）检伤分类的具体操作步骤

1. 成立分类小组　由接受过分类训练、有检伤经验的主治医师职称以上的临床医师和医疗管理人员组成，一般以 3~6 人为宜，可视现场伤员量随时增减。分类组应有红十字明显标志。进入现场的指挥员、急救人员均应穿戴统一的急救服、臂章和胸章等。

2. 分类标准　按伤员出现的临床症状和体征可分为如下 4 类。

（1）重度：危及生命体征即危及呼吸、循环、意识者，如窒息、大出血、严重中毒、休克、心室颤动等，检伤卡挂红牌。

（2）中度：伤情比重度要轻，只要短时间内得到及时处理，一般不危及生命，否则伤情很快恶化，如单纯性骨折、外伤出血、眼伤等，检伤卡挂黄牌。

（3）轻度：血压、呼吸、脉搏等基本生命体征正常，可步行，症状较轻，一般对症处理即可，如一般挫伤、擦伤，检伤卡挂蓝牌。

（4）死亡：意识丧失、颈动脉搏动消失、心跳呼吸停止、瞳孔散大，检伤卡挂黑牌。

注意：当出现伤员叫喊、呻吟和拥挤时，应由专人指挥和维持秩序，将伤员在指定地点安置下来。要注意，大声叫喊的伤员不一定是重伤员，而无声无息的伤员却可能是重伤员，故切不可遗漏。

3. 分类标志　对伤员分类结果的标志或检伤卡用于传递分类信息，避免分类本身及救治、后送各项工作环节中的重复或遗漏。检伤卡可用红、黄、蓝、黑不同颜色的布条、塑料板或不干胶材料，分别代表重、中、轻、死亡四种不同伤情，以 5cm×3cm 或 5cm×4cm 大小为宜。可挂在伤员上衣口袋、纽扣或手腕等醒目处。在检伤卡上主要填写编号、姓名、性别、年龄、受伤部位、受伤性质、受伤程度、已给药品名称和日期等。

4. 快速检伤分类速查表　见图 1-10。

（四）地震后常见创伤类型

盛志勇院士指出，地震后短时间内比较常见的创伤有骨折、开放性伤、颅脑损伤、挤压伤、多发性损伤等。

1995 年 1 月 17 日的日本阪神地震后，一项对 230 例伤者的调查显示，脊柱骨折和躯干骨折（包括肋骨、骨盆骨折）是最常见的骨伤，分别有 140 例和 100 例 (Spinal Cord, 1996, 34:382)。

在 1999 年土耳其 Marmara 地震中，有 330 例伤员发生了与地震相关的损伤或疾病，其中有 110 例患挤压综合征，57 例重要脏器受伤 (Emerg Med J, 2005, 22:494)。

2003 年伊朗巴姆大地震后，轴向骨折创伤普遍，尤其是侧压性骨盆骨折，骨折相关神经损伤也比较常见 (Injury, 2005, 36:27)。有约 240 例伤员因脊柱受伤而致残疾 （J Spinal Cord Med, 2007, 30:369）。

（五）卫生部印发的《汶川地震检伤分类标准》

（1）颈椎受伤、导致远端脉搏消失的骨折、开放性胸腔创伤、股骨骨折、开放性腹腔创伤、腹部或骨盆压伤等均属于非常严重创伤，需要立即处理。

（2）严重头部创伤但清醒、椎骨受伤（除颈椎之外）、多发骨折、开放性骨折等属于重大创伤，但短暂等候不会危及生命或导致肢体残缺。

（3）对不造成休克的软组织创伤、不造成远侧脉搏消失的肌肉和骨骼损伤等，以及可自行走动、没有严重创伤者，可延迟处理。

第三章

常见急病急症的现场急救

第一节　猝死的现场急救

一、猝死急救理念

（1）猝死 90% 以上是心源性猝死，其中 80% 是冠心病急性心肌梗死所致。

（2）猝死患者初始心电图 77%~85% 是心室颤动波，急救最有效手段是及早除颤（AED）。

（3）徒手 CPR 能延长心室颤动时间，并保存心脑功能。

（4）对于心源性猝死患者，如能在 1 分钟内做 CPR，3~5 分钟内实施 AED 除颤，可使其存活率达 49%~75%。

二、猝死现场急救措施

针对猝死，美国心脏学会提出著名的"生存链"学说。美国心脏学会 2010 年国际指南的生存链为：及早呼救、及早 CPR、及早 AED（自动体外除颤）、及早 ACLS（高级心血管生命支持）、综合性心脏骤停后即刻治疗。故抢救猝死患者，最关键的抢救措施是及早 CPR 与及早实施 AED 除颤。在 AED 或救护车到达以前，及早对患者实施高质量的胸外按压是抢救猝死患者能否成功的关键。

第二节　触电的现场急救

一、触电急救理念

（1）触电分为低电压（220 V 以下）触电与高电压（1 000 V 以上）触电。

（2）低电压触电死因以心室颤动为主，高电压触电以呼吸麻痹为主。

（3）电击损伤程度取决于电流强度、电压高低、电流种类、触电部位的电阻以及接触时间的长短等因素。

1）电流强度：① 2 mA 以下电流，手指接触时可产生麻刺感觉；② 10~20 mA 电流，接触后导致手指肌肉持续收缩，不能自主松开电极，并可引起胸部剧痛和呼吸困难；③ 50~80 mA 电流，可引起呼吸麻痹和心室颤动；④ 90~100 mA、50~60 周率交流电即可引起呼吸肌麻痹，持续 3 秒心跳即停止而死亡；⑤ 220~250 mA 直流电通过胸腔即可致死。

2）电压高低：①电压越高，损害越重；低电压强电流仅造成局部烧伤；一般（干燥）情况下，36V 是安全电；② 220 V 电压，可造成心室颤动而致死；③ 1 000 V 电压，可使呼吸中枢麻痹而致死；④ 220~1 000 V，致死原因两者兼有；⑤高电压还可使脑组织点状出血、水肿软化。

3）电阻强度：①也直接影响后果（V = IR，I=V/R）；②潮湿条件下：接触 12V 电压也有危险，20~40V 电压直接作用于心脏因心室颤动而致死；③冬季及皮肤干燥时，皮肤电阻可达 50 000~1 000 000 Ω，潮湿时，皮肤电阻降至几千欧姆；皮肤裂开或破损时，皮肤电阻可降至 300~500 Ω。

4）接触时间：①实验证实，延时 0.03 秒的 1 000 mA 电流和延时 3 秒的 100 mA 电流作用于心脏均可引起心室颤动；②人体不引起心室颤动的最大电流 $116/t^{1/2}\,mA$（t= 电击持续时间）；若 t = 1 秒，则安全电流是 $116\,mA$；若 t = 4 秒，则安全电流为 $58\,mA$；③通电时间若 < 25 毫秒，任何电流均不致造成电击伤。

5）电流通过人体的线路：①电流由一手进入人体，经另一手或一足通出，电流通过心脏，即可立即引起心室颤动；②电流自一足进入人体，经另一足通出，不通过心脏，仅造成局部烧伤，对全身影响较轻。

（4）触电死亡原因（除外严重并发症）：主要是心室颤动、呼吸麻痹、电击性休克。

二、临床表现

（一）全身表现

轻度者出现头晕、心悸、皮肤及脸色苍白、口唇发绀、惊慌和四肢软弱、全身乏力等，并可有肌肉疼痛，甚至有短暂抽搐。较重者出现持续抽搐、休克症状，或昏迷。

由低电压电流引起心室颤动，开始时尚有呼吸，数分钟后呼吸也立即停止，进入"假死"状态（"假死"的认定：抢救者将伤员上下眼睑扳开，用两拇指按压眼球，伤员瞳孔由圆变扁，放松压迫，瞳孔又变圆者，称为"瞳孔可变形者"，即为"假死"）；高电压电流引起呼吸中枢麻痹时患者呼吸停止，但心搏仍存在。如不施行人工呼吸，可于 10 分钟左右死亡。心脏与呼吸中枢同时受累，多数会立即死亡。

触电时，由于肢体急剧抽搐，可引起四肢骨折。

（二）局部表现

主要是进口、出口和接触通电路线组织的电烧伤，常有 2 个以上灼伤面（图 3-1）。随着病程进展，由于肌肉、神经或血管的凝固或断裂，可在 1 周或数周后灼伤面出现感染、出血、坏死等。

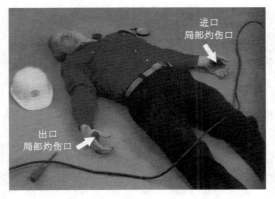

图 3-1　触电患者的局部灼伤口

（三）并发症

（1）中枢神经系统后遗症可有失明或耳聋（枕叶与颞叶的永久性损伤所致）。

（2）少数可出现短期精神失常。

（3）电流损伤脊髓可致肢体瘫痪，血管损伤可致继发性出血或血供障碍，局部组织灼伤可致继发性感染。

（4）触电而从高处跌下，可伴有颅脑外伤、胸腹部外伤或肢体骨折。

三、触电现场急救措施

（1）迅速脱离电源

1）关闭电源：如电源开关很近，应立即关闭电源。

2）挑开电线：用干燥木棒、竹竿等将电线从患者身上挑开，并将此电线固定好。

3）斩断电路：现场抢救者可使用有干燥木柄的铁锹、斧头将电线斩断。如没有这些工具，可使用手柄套有塑料套子的老虎钳把电线斩断，但须注意抢救者脚下必须垫一木板或绝缘塑料板。

4）"拉开"触电者：患者如不幸全身趴在铁壳机器上触电，此时抢救者应在自己脚下垫一块干燥木板或塑料板，用布条、绳子或用衣服绕成绳条状套住患者脖子将患者拉开，脱离电源。注意抢救者应避免接触伤员身体。

（2）现场实施 CPR，低电压触电应及早实施 AED 除颤（CPR 结合 AED），CPR 必须持续不间断进行。

（3）触电患者必须留院观察 24 小时，因电击伤患者可发生迟发性心脏骤停或呼吸骤停。

（4）局部灼伤伤口用清洁缚料包扎。

（5）可用针刺或手捏人中穴、十宣穴、涌泉穴等配合治疗（但这些措施绝不能替代 CPR 急救措施）。

第三节　淹溺的现场急救

一、淹溺急救理念

（一）概念

淹溺是人淹没于水中，水充满呼吸道和肺泡引起窒息。吸收到血液循环的水引起血液渗透压改变、电解质紊乱和组织损害，最后造成呼吸和心跳停止而死亡。

淹溺后窒息合并心跳停止者称为溺死（drowning），如心跳未停止则称近乎溺死（near drowning）。不慎跌入粪坑、污水池和化学物贮槽时，可引起皮肤和黏膜损害及全身中毒。

（二）分类与发病机制

淹溺分干性淹溺与湿性淹溺，干性淹溺占相当比例（至少占 10%~40%，美国科学家曾解剖数千例溺水死亡病例，仅发现其中 10% 肺里有水）。

1. 干性淹溺发病机制　人进入水中，寒冷等因素强烈刺激作用于人，使喉头痉挛，呼吸道完全梗阻，最后可导致窒息而死亡；喉头痉挛，也可导致反射性心搏停止而死亡（图 3-2）。

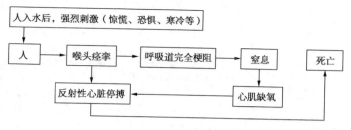

图 3-2   干性淹溺的发病机制

2. 湿性淹溺发病机制   湿性淹溺又分淡水淹溺与海水淹溺。

（1）淡水淹溺：无论水进入胃内或呛入肺内，均很快吸收，使患者血液稀释，血浆变成低渗状态，使红细胞溶血，最后患者血钾升高，导致患者因心室颤动或急性肾衰竭而死亡（图 3-3）。此类溺水患者施救时倒不出水。

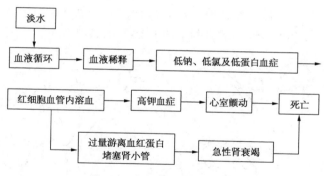

图 3-3   淡水淹溺的发病机制

（2）海水淹溺：海水呛入肺内，海水中的钙、镁等重金属离子破坏肺组织上皮细胞，高渗盐水（海水含 3.5% 氯化钠）进入肺内，使肺组织变成高渗状态；"高渗拉水"，最后形成急性非心源性肺水肿，患者最终因急性心衰竭死亡（图 3-4）。

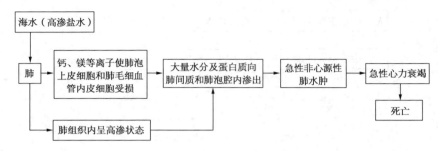

图 3-4　海水淹溺的发病机制

二、淹溺现场急救措施

(一) 溺水的抢救

1. 自救　游泳时常会发生小腿抽筋 (腓肠肌痉挛), 此时如不能及时处理, 往往因紧张而酿成意外。此时应保持镇静, 身体抱成一团使身体上浮, 头出水面; 用双手大拇指和食指扳直脚的大踇指, 使腓肠肌松弛; 再不断按摩小腿, 可使小腿抽筋缓解 (图 3-5)。上岸后用乙醇或松节油涂擦小腿, 并用热毛巾热敷小腿。

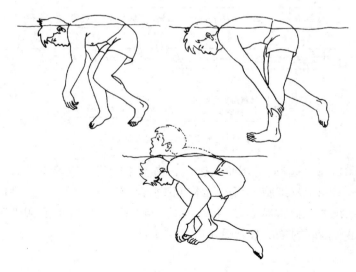

图 3-5　游泳时小腿抽筋的自救方法

2. 他救

（1）一般溺水：如溺水者离岸边较近，抢救者可在岸边抛救生圈或递上树枝、竹竿等给溺水者予以施救（图 3-6）。如溺水者离岸边较远，水性好的施救者可跳入水中施救。对于筋疲力尽的溺水者，施救者可从溺水者头部接近；对神志清醒的溺水者，施救者应从溺水者背后接近。用手从背后抱住溺水者的头颈，另一只手抓住溺水者的手臂共同游向岸边（图 3-7）。

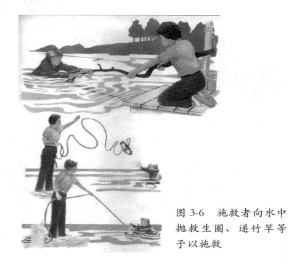

图 3-6　施救者向水中抛救生圈、递竹竿等予以施救

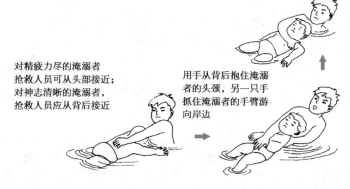

对精疲力尽的淹溺者抢救人员可从头部接近；对神志清晰的淹溺者，抢救人员应从背后接近

用手从背后抱住淹溺者的头颈，另一只手抓住淹溺者的手臂游向岸边

图 3-7　溺水者的他救方法

（2）因冰层塌陷所致的溺水者：抢救时必须科学理性。先拿一绳子一端缚在岸边的一棵树（或电线杆）上，另一端缚住一木梯子，将木梯平放在冰面上。然后，抢救者沿着木梯慢慢爬向溺水者予以施救（图3-8）。

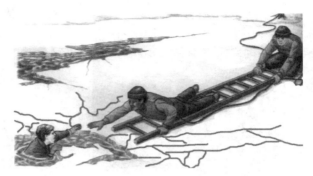

图 3-8　因冰层塌陷致落水溺水者的施救方法

（3）脊柱损伤溺水：①施救者用前臂夹住溺水者的头、颈和胸背部；②旋转180°，使溺水者脸朝上；③给予口对口吹气，另一施救者递上木板或浮力担架置于溺水者身下；④给溺水者使用颈托固定；⑤一施救者给溺水者通气，另一人将浮力担架向岸边移去（图3-9）。

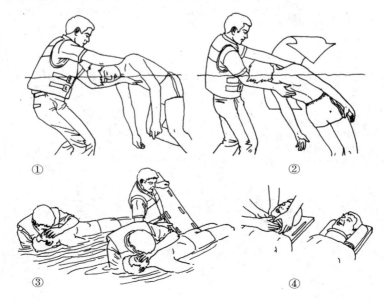

①　　　　　　　　　　　　　②

③　　　　　　　　　　　　　④

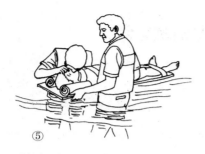

⑤

图 3-9　脊柱损伤溺水者
水下的施救方法

注意:如没有浮力担架或木板时,不要轻易将脊柱损伤伤员从水中移出。因脊柱损伤伤员移出水面时,水面对伤员有较大的吸力,可加重脊柱损伤伤情。此时,应先将伤员旋转 180°,使溺水者脸朝上,然后对伤员口中吹气,另一施救者可托住伤员,使伤员浮于水面,等待有浮力担架后再设法将伤员移出水面。

（二）现场医疗急救

1. 清除异物　清除口、鼻淤泥、杂草、呕吐物等,打开气道。

2. 控水处理（倒水）　目前急诊医学专家已达成共识,溺水者的倒水时间不宜过长;无论何种溺水,倒水时间以 1 分钟为宜。倒水的方法:在野外,可将患者俯卧,腹部下置一大铁锅或大石块,头肩朝下,按压患者腰背部倒水;也可将患者置于一长凳,身体与凳子垂直,腹部顶着凳子,头肩朝下,按压腰背部倒水;或直接将患者置于抢救者的大腿,患者腹部顶着抢救者大腿,头肩朝下,按压患者腰背部倒水。

3. 心肺复苏　有心跳无呼吸,做人工呼吸,心跳呼吸均无者,做人工呼吸和胸外心脏按压;对无呼吸的溺水者应及早进行气管插管,应用自动人工呼吸机;注意并发症的防治。

4. 上岸后的处理　淡水淹溺用 3% 氯化钠溶液 500 ml 静脉滴注;海水淹溺用 5% 葡萄糖溶液 500~1 000 ml 静脉滴注,或低分子右旋糖酐 500 ml 静脉滴注。

5. 留院观察　溺水者,尤其近乎溺死者必须转送医院留观治疗。即使你认为危险已度过,近乎溺死者可在溺水发生后 72 小时死于并发症。

第四节　中暑的现场急救

一、概述

（一）定义

中暑（heat stroke）是由高温环境引起的体温调节中枢功能障碍、汗腺功能衰竭和（或）水、电解质丢失过量所致的疾病。

（二）分型

1. 热射病（heat stroke, hyperpyrexia）　是指因高温引起体温调节中枢功能障碍、热平衡失调使体内热蓄积，临床上以高热、无汗、昏迷为主要症状。

2. 热痉挛（heat cramp）　是由于失水、失盐引起肌肉痉挛；一般是由于夏天在野外作业时，患者大量出汗，饮用不含盐的饮料，造成缺盐大于缺水，血清中钠、钙、钾等离子浓度降低，神经肌肉的兴奋性增高，导致四肢肌肉及腹壁肌肉抽搐、肠痉挛。

3. 热衰竭（heat exhaustion）　主要因有效循环不足，引起虚脱或短暂晕厥。夏天大量出汗，水分与盐分均未补充，造成严重失盐失水，导致有效循环血量减少。

二、中暑的病因及诱因

（一）病因

在高温（室温 >35℃）或在强热辐射下从事长时间劳动，如无足够防暑降温措施，可发生中暑；在气温不太高而湿度较高和通风不良的环境下从事重体力劳动也可中暑。夏季，当人体产热与散热的调节失去平衡时易发生中暑（图 3-10）。

（二）诱因

年老、体弱、营养不良、疲劳、肥胖、饮酒、饥饿、失水失盐、最近有过发热、穿紧身不透风衣裤、水土不服以及甲状腺功能亢进、糖尿病、心血管病、广泛皮肤损害（如大面积烧烫伤引起全身瘢痕）、先天性汗腺缺乏症、震颤麻痹、智能低下、应用阿托品等常为中暑诱因。此外,长期大剂量服用氯丙嗪的精神病患者在高温季节也易中暑。

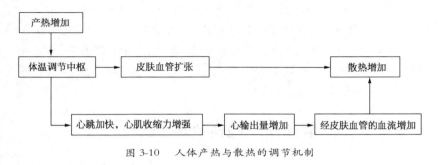

图 3-10　人体产热与散热的调节机制

三、中暑现场急救措施

（一）先兆与轻症中暑

立即将患者移至阴凉通风处或电扇下,最好移至空调室,以增加辐射散热;给予清凉含盐饮料;可选服人丹、十滴水、开胸顺气丸、藿香正气片等,用一心油、风油精涂擦太阳穴、合谷穴;体温高者给予冷敷或酒精擦浴。必要时可静脉滴注 5% 葡萄糖氯化钠溶液 1 000~2 000 ml。经上述处理后 30 分钟到数小时内即可恢复。

（二）重症中暑

1. 热痉挛　在补足体液情况下,仍有四肢肌肉抽搐和痉挛性疼痛,可缓慢静脉注射 10% 葡萄糖酸钙 10 ml。

2. 热衰竭　快速静脉滴注 5% 葡萄糖氯化钠溶液 2 000~3 000 ml。如血压仍未回升,可适当加用多巴胺、间羟胺等升压药,使血压维持在 12 kPa 以上。

3. 热射病　预后不良,死亡率可达 30%~70%。治疗上应抓住迅速降低体温这根主线,可采取以下急救措施。

（1）物理降温:将患者浸浴在 4℃ 水（浴缸中放满水,再放些冰块,使水温达到 4℃)中,并按摩四肢皮肤,加速血液循环,促进散热;每隔 15 分钟测一次肛温,肛温降至 38.5℃ 时停止降温,移至空调室观察。年老体弱及心血管病患者不可用冷水浸浴法,宜用酒精擦浴。

(2)药物降温:氯丙嗪 25~50 mg 加入 500 ml 补液中,静脉滴注 1~2h,观察血压。低血压时酌情加用间羟胺等 α 受体兴奋剂。

(3)纳洛酮治疗:纳洛酮 0.8 mg 加 25% 葡萄糖溶液 20 ml 静脉注射可 30~90 分钟重复 1 次。

(4)对症处理及支持治疗。

第五节　烧伤的现场急救

一、概述

1. 依据原因分类　物理、化学、原子辐射性烧伤。

2. 烧伤面积的计算分法　一般以患者手掌面积测量。患者手掌平摊为全身面积的 1%。

3. 烧伤深度的评估　患者皮肤红、发烫、感疼痛,但无水疱者为 1 度烫伤;患者皮肤红、发烫、且有水疱者为 2 度烫伤。如有水疱,但不感到疼痛者为深 2 度烫伤(因由于热力致皮肤末梢神经损伤,故不感到疼痛);如有水疱,感到明显疼痛者,即为浅 2 度烫伤(因热力未将神经末梢损伤,故仍感疼痛)。

二、烧伤现场急救措施

1. 四肢烫伤　烫伤的四肢可用冰水(4℃,脸盆里盛满水,放几块冰块可使水温达到 4℃)浸泡 30 分钟。

2. 皮肤烫伤　表面禁止涂抹麻油、酱油、老鼠油等,易导致感染,且会影响医生对伤情的判断。

3. 水泡　水泡不要自行处理,留待送医院由医生处理。

4. 化学烧伤　用流动自来水冲洗 30 分钟以上,化学液体腐蚀的外套及内衣用剪刀剪去。尤其是 T 恤衫，被化学液体浸湿后，如按常规脱衣，易使面部皮肤受到化学液体的腐蚀，造成二次伤害。

第六节　成人气道异物的现场急救

一、成人气道异物的分类

气道异物分为完全性梗阻与不完全性梗阻，后者又分为通气良好和通气不良两种情况。

完全性梗阻与不完全性梗阻通气不良型严重阻塞气道，患者可因窒息缺氧而死亡，必须争分夺秒急救。

二、成人气道异物的症状与体征

不能讲话、不能咳嗽、呼吸困难、发绀以及通用的硬噎征象，又称 V 字形体征，即在就餐时突然单手或双手抓住喉咙出现硬噎的痛苦表情。此时即可诊断为气道异物，应马上施救。

三、成人气道异物的现场急救

成人气道异物的现场急救方法详见第二章第一节"气道异物梗阻的现场急救"。

第七节　婴儿及儿童气道异物的现场急救

一、婴儿气道异物的现场急救

出生 1 个月至 12 个月的小儿称为婴儿。现在美国心脏学会只推荐对婴儿气道异物可实施拍背法。

具体做法：患儿骑跨在抢救者的左前臂，抢救者手掌夹住患儿的头颈部，抢救者的前臂倾斜搁置于左腿，用右手掌根推拍患儿肩胛角中间的脊柱，推拍 6~8 次。再将患儿翻转，使其脸朝上，抢救者用右手食指与中指于乳头连线与胸骨中线交叉点按压胸部 6~8 次。做几个循环后，观察患儿口腔。如口腔内有可见异物，将其抠出。再观察患儿有否心跳呼吸，如无，按心脏骤停处理（详见第二章第一节相关内容）。

二、儿童气道异物的现场急救

儿童气道异物的现场急救方法、部位等与成人气道异物的急救方法相同，仅是力度稍小些（详见第二章第一节相关内容）。

第八节　煤气中毒的现场急救

一、煤气中毒急救理念

（1）煤气的主要成分是一氧化碳，它与血红蛋白的亲和力比氧大 240 多倍。

（2）煤气中毒后患者的血红蛋白不能携带氧，组织细胞因严重缺氧而变性坏死，最后导致心跳呼吸骤停，必须迅速自救与互救。

（3）一氧化碳与血红蛋白结合后自然解离时间需至少几个月，煤气中毒患者必须做高压氧舱治疗才能把一氧化碳解离，恢复血红蛋白带氧功能。

二、煤气中毒的自救与互救

（1）患者煤气中毒初期患者没力气但脑子尚清醒，可利用此短暂间隙自救。

（2）不可开灯，应打电话求救。

（3）救援人员可通知民警破门而入，关闭煤气开关，打开门窗通风。

（4）把患者抱到走廊等通风口，打开患者气道，清除口腔分泌物，注意保暖，可给予吸氧。

（5）赶快送至有高压氧舱治疗条件的医院治疗。煤气中毒患者不论是否昏迷，均需经过正规疗程的高压氧舱治疗。

第九节　急性心肌梗死的现场急救

一、急性心肌梗死急救理念

（1）心肌梗死院前死亡者 2/3 死于严重心律失常，而此类心律失常完全可逆转。

（2）家属和患者须掌握心绞痛与心肌梗死的区别，及早呼救120。心肌梗死可从疼痛部位、性质、持续时间，疼痛有无放射、含服硝酸甘油症状能否缓解、有无休克症状等方面与心绞痛相鉴别。心肌梗死常表现为胸骨后压榨样疼痛，可放射至左手小指及下颌关节，持续时间常超过 15 分钟;心肌梗死含服硝酸甘油症状不能缓解，且常伴有休克症状。而心绞痛很少放射，疼痛持续时间一般均不超过 15 分钟;心绞痛舌下含服硝酸甘油后症状大多能缓解，且很少有休克症状。

（3）不适当的处理（如不让患者躺下，由 2 人架着患者手臂强迫患者在房间内走路以及拼命揉患者胸前区等）可加剧早期的心律失常。

二、急性心肌梗死的现场急救

（1）患者取自然舒适体位，如左侧卧、右侧卧或俯卧等均可，但须注意使患者气道开放。

（2）保持安静，避免患者紧张。家属应保持镇定，不要让紧张的情绪感染到患者。

（3）给予患者舌下含硝酸甘油片（每 3~5 分钟含 1 片，总量可达 3~4 片），口服麝香保心丸 2 颗。

（4）有条件给予吸氧。

（5）赶快呼叫 120。

（6）发生心脏骤停时赶快做 CPR。

第十节　脑血管意外的现场急救

一、脑血管意外的急救理念

（1）脑血管意外分为缺血性与出血性两大类。

（2）严重的脑血管意外（不管是缺血性还是出血性卒中）均可有昏迷、舌根后坠、呼吸道分泌物多及呼吸不畅等表现。

二、脑血管意外的现场急救

（1）保持患者安静。

（2）患者平卧或侧卧，不可垫高枕头。因脑血管意外患者肌张力下降，舌根后坠，如垫高枕头更导致呼吸不畅，易致患者窒息死亡。

（3）保持气道开放，清除口腔分泌物；有舌根后坠者，用纱布裹住舌头，将舌根拉出。

（4）呼叫 120。

（5）有条件的可给予吸氧。

第四章 >> ──◉

灾难与突发事件时的自救互救与紧急逃生术

第一节　灾害离我们并不遥远

一、中国近40年重大灾害一览表

中国近 40 年重大灾害见表 4-1。

表 4-1　中国近 40 年重大的灾害

时间	灾害名称	详细灾情及损失
1950 年 7 月	淮河大水	由于泥沙淤积，河床高涨，加上国民党军队在淮海战役时对沿江堤坝的大肆破坏，这年汛期，淮河流域全面告急，河南、皖北许多地方一片汪洋，水灾淹没土地 3 400 余万亩，灾民 1 300 万
1954 年 7 月	长江、淮河大水	长江中下游、淮河流域降水量普遍比常年同期偏多一倍以上，致使江河水位猛涨，汉口长江水位高达 29.73 m，较历史最高水位的 1931 年高出 14.5 m。虽然沿江人民作出了极大努力保卫荆江大堤，从而保证了武汉市和南京市的安全，但却淹没农田 4 755 万亩，1 888 万人受灾，财产损失在 100 亿元以上

时间	灾害名称	详细灾情及损失
1959~1961 年	三年经济困难	全国干旱范围广，旱情严重，持续时间长，春季又出现倒春寒；农业生产大幅度下降，连续两年没有完成国民经济计划，市场供应十分紧张，人民生活相当困难；加上长期劳动紧张和疾病流行，人口非正常死亡增加，仅 1960 年统计，全国总人口净减少 1 000 万人。经济困难是多方面因素造成的，自然灾害是其中一个重要因素
1963 年 8 月	海河大水	当年 8 月上旬河北省连续 7 天下了 5 场暴雨，其中内丘县樟狐公社过程降水量 2 050 mm，暴雨面积大，过程总雨量在 1 000 mm 以上的面积达 5 560 km²，淹没 104 个县市 7 294 多万亩耕地，水库崩塌，桥梁被毁，京广线铁路中断，天津告急，2 200 余万人受灾，直接经济损失达 60 亿元
1966 年 3 月 8 日	邢台地震	死亡 8 182 人，受伤 51 395 人，倒塌房屋 508 万间
1970 年 1 月 5 日	通海地震	死亡 15 621 人，受伤 26 783 人，倒塌房屋 338 456 间
1975 年 8 月	河南大水	7503 号台风在福建登陆，经江西南部、湖北，5~7 日在河南省伏牛山麓停滞和徘徊 20 多个小时，最大降水量 1 605 mm，使汝河、沙颍河、唐白河三大水系各支流河水猛涨，漫溢决堤，板桥、石漫滩水库垮坝失事，造成特大洪水，毁房断路，人畜溺毙，灾情极为严重，直接经济损失 100 亿元
1976 年 7 月 28 日	唐山地震	死亡 24.2 万人，重伤 16.4 万人，倒塌房屋 530 万间，直接经济损失 100 亿元以上

续表

时间	灾害名称	详细灾情及损失
1978～1983年	北方连续大旱	1978年，全国出现大范围干旱，受灾6.03亿亩，成灾2.69亿亩。1979年秋、冬干旱范围大。1980年夏季，华北、东北大部和西北部分地区出现较严重的伏旱，全国受旱3.92亿亩，成灾1.87亿亩。1981年春季，北方冬小麦区雨水少5～7成，缺水人数达2 297万人；秋季雨水少4～9成，全国受旱3.85亿亩，成灾1.82亿亩。1982年全国受旱3.11亿亩，成灾1.5亿亩。1983年全国受旱2.41亿亩，成灾1.44亿亩。这是新中国成立以后罕见的大旱。缺水也成为北方的一大难题，严重影响人民正常生活和国民经济的持续发展
1985年8月	辽河大水	8507、8508、8509号台风袭击东北地区，连降大雨，加上河道年久失修，洪水宣泄不畅，辽河原有河道行洪能力为5 000 m³/s，实际上洪水仅2 000 m³/s，但却造成该省中小河流堤坝决口4 000多处，致使60多个市县的1 200多万人、6 000多万亩农田和大批工矿企业遭受特大洪水袭击，死230人，直接经济损失47亿元，东北三省粮食减产50亿千克
1998年7～9月	长江流域洪水	持续不断的大雨以逼人的气势铺天盖地压向长江，使长江无喘息之机地经历了自1954年以来最大的洪水。洪水一泻千里，几乎全流域泛滥。加上东北的松花江、嫩江泛滥，全国包括受灾最重的江西、湖南、湖北、黑龙江4省，共有29个省、市、自治区遭受了这场无妄之灾，受灾人数上亿，近500万所房屋倒塌，2 000多万公顷土地被淹，经济损失达1 600多亿元

续表

时间	灾害名称	详细灾情及损失
2008 年	南方雪灾	我国部分地区出现入冬以来最大幅度的降温和雨雪天，雪灾造成湖南、湖北、贵州、安徽等 10 省区 3 287 万人受灾，倒塌房屋 3.1 万间，因灾直接经济损失 62.3 亿元
2008 年 5 月 12 日		四川汶川里氏 8.0 级浅源地震

二、近几年中国重大灾害盘点

1. "4.14"青海玉树 7.1 级地震　2010 年 4 月 14 日，青海省玉树州发生 7.1 级地震，截止到 2010 年 4 月 15 日 7 时，公安消防部队已调集青海、西藏、甘肃、四川、广东、重庆、宁夏、山东、河南、陕西 10 个总队 1 974 名官兵、74 台救援车辆通过陆路、空运驰援地震灾区进行救援（图 4-1）。

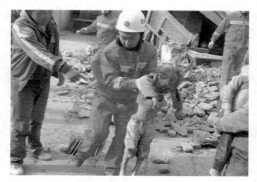

图 4-1　2010 年 "4.14" 青海玉树 7.1 级地震救援现场

2. "5.23"辽宁特大车祸　2010 年 5 月 23 日 3 时左右，长深高速公路辽宁境内发生一起特大交通事故，一辆大货车因方向辨别错误，逆向行驶，与一辆正常行驶的豪华卧铺大客车相撞起火，造成32 人死亡，24 人受伤（图 4-2）。

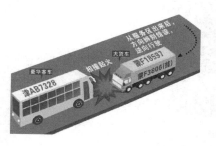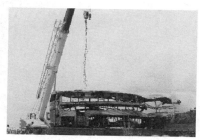

图 4-2 "5.23" 辽宁特大车祸

3. "7.16" 大连输油管道爆炸起火事故 2010 年 7 月 16 日 18 时12 分，大连市大孤山新港码头输油管道因爆裂引发爆炸起火，引发其中的 103 号储油罐起火。如果 103 号罐爆炸，将会给大连海域乃至整个渤海带来严重污染（图 4-3）。

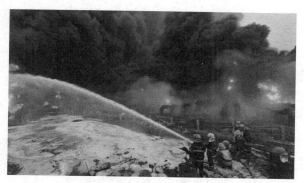

图 4-3 "7.16" 大连输油管道爆炸起火事故

4. "8.24" 黑龙江伊春空难 2010 年 8 月 24 日 21 时 35 分左右，河南航空有限公司一架 ERJ-190 型飞机在伊春机场失事。失事现场发现 43 具遇难者遗体，另外 53 人获救。飞机坠毁后发生爆炸产生大火，消防火速救援，紧急灭火（图 4-4）。

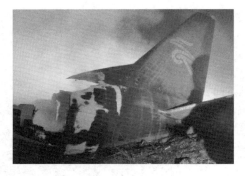

图 4-4　2010 年 "8.24" 黑龙江伊春空难

5. "2010 年下半年" 全国超半数省市洪涝灾害　见图 4-5。

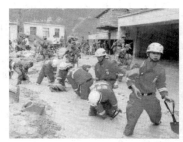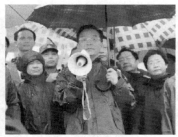

图 4-5　2010 年下半年全国超半数省市洪涝灾害

6. "11.15" 上海胶州路 28 层静安公寓特大火灾　2010 年 11 月 15 日，上海胶州路 28 层静安公寓发生特大火灾，导致 58 人死亡（图 4-6）。

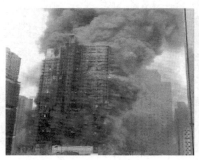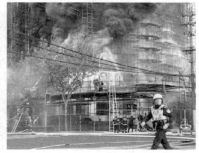

图 4-6　2010 年 "11.15" 上海胶州路 28 层静安公寓特大火灾

7. 2011 年 7 月温州高铁追尾事故　此次事故中造成 40 人死亡、192 人重伤（图 4-7）。

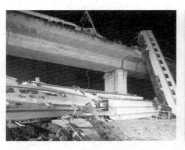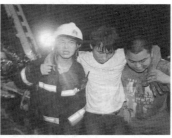

图 4-7　温州高铁两车追尾事故现场

8. 2011 年 8 月北京警用直升机坠毁事故　此次事故造成 2 人遇难、2 人失踪（相关报道见图 4-8）。

北京一警用直升机返航坠落水库

2 人遇难 2 人失踪 1 人获救

本报讯　综合新华社、北京晨报消息：8 月 17 日上午，北京警方一架警用直升机在怀柔搜救训练返航途中，坠落密云水库。

17 日上午，北京警方警用直升机在密云山区进行搜救训练，9 时 12 分训练结束，返航途中，一架警用直升机突然坠落密云水库，机上 5 名机组成员落水。

10 时许，救援队伍救出 1 名机组人员，无生命危险。截至 17 日 22 时，已打捞出 2 名人员遗体，还有 2 名失踪人员正在全力搜救中。

图 4-8　2011 年北京一警用直升机坠落水库的报道

9. 2011 年上海某公司员工班车侧翻事故　此次事故致 13 人死亡、11 人受伤（相关报道见图 4-9）。

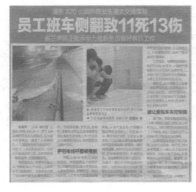

图 4-9　2011 年上海某公司
员工班车侧翻事故的报道

10. 2011 年上海在建轨交 11 号线南段脚手架坍塌事故　此次事故致 2 死 4 伤（相关报道见图 4-10）。

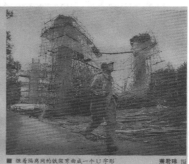

图 4-10　2011 年上海在建轨交 11 号线南段脚手架坍塌事故报道

11. 2011 年上海轨交 10 号线两车追尾事故　事故中有 284 人前往医院就诊，至少有 95 人住院和留观。在这件事故中有 2 位华东师大的大学生，他们曾接受过应急救援培训，关键时刻主动站出来指挥大家自救互救，使救援撤离变得有序（相关报道见图 4-11）。

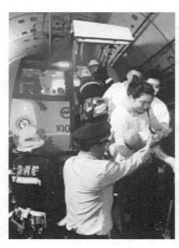

图 4-11　2011 年上海轨交 10 号线两车追尾事故救援情况

第二节　灾害的起因及后果

一、灾害的定义

灾害是给人类和人类赖以生存的环境造成破坏性影响事物的总称。灾害并不能表示程度，通常指局部，可以扩张和发展演变成灾难。包括一切对自然生态环境、人类社会的物质和精神文明建设，尤其是对生命财产等造成危害的天然事件和社会事件，如地震、火山喷发、风灾、火灾、水灾、旱灾、雹灾、雪灾、泥石流、疫病等。

二、灾害的分类

按照起因，分为自然灾害、事故灾难、公共卫生事件、社会安全事件。根据原因、发生部位和发生机制，分为地质灾害、天气灾害和环境灾害、生化灾害和海洋灾害等。

三、灾害的起因

1. 天文事件　由于星系交汇，导致地球在一年四季遭遇各种风、雨、雷、电、雪、冰、霜、冻、旱、涝、龙卷风、台风、风暴、海啸、阴霾、沙尘暴、火山喷发、泥石流、雪崩等极度天气和气象地质灾害。在这类常见的天文现象没有达到近地高度时，通常人类感觉不到它的破坏力。

2. 地壳板块运动滑移漂移　由于星系交汇和地壳板块运动属于常见自然天文现象，导致地震、垮塌、地面裂缝、矿井坑道地洞渗水和瓦斯渗出聚集，大型工农业设施装备管道和管网索道绳索被拉伸扭曲，导致微裂纹扩展等。地震是很常见的自然现象，只有震级达到了具有破坏人类社会设施的等级，才具有灾害性。

3. 因天文事件导致的各类稀少奇异现象　不明飞行物、光团、耀斑、磁暴、射线、辐射等，以及可能引发的森林火灾、地面爆炸、等离子巨能火球都是自然地天文现象；一些奇异的地理遗址、地质景观都有可能是奇异天文事件留下的真迹。

四、影响灾害的相关因素

1. 自然因素　包括与人类关系最密切生物链的破坏或远离平衡的发展，大气和水圈在演化过程中所出现的大区域或局部远离平衡的运动，岩石圈在运动过程中出现大规模的突然断裂等，这些会给人类带来虫灾、旱灾、水灾、地震等自然灾害。

2. 社会因素　包括人类对森林、植被和草原的过度砍伐和破坏等造成土地荒漠化，人类活动对地球表面环境的污染，物种灭绝，人口暴长等。

五、灾害造成的后果

1. 造成人口的大量伤亡　长期以来，人类经常受到各种灾害的严重危害。据美国海外灾害救援局统计，20 世纪 60~70 年代，全世界人口死亡数增加了 6 倍。据联合国统计，近 70 年来，全世界死于各种灾害的人口约 458 万人。地震造成的人口死亡尤甚，已发生过 4 次造成 20 万人以上死亡的大地震。

2. 给社会经济造成破坏　20 世纪 70 年代有人估计，人类社会每年创造的财富，约有 5% 被各种灾害所吞噬。

3. 造成社会不稳定　灾害迫使灾民迁移，给社会管理带来困难，造成社会秩序的不稳定。

六、常见的灾害与突发事件

常见的灾害与突发事件包括地震、洪水、火灾、车祸、列车相撞、爆炸、泥石流、山体滑坡、台风、化学泄露、低温雨雪冰冻、空难、海难、传染病流行、群体性突发事件等。

七、灾害与突发事件中需处理的急性病症

灾害与突发事件中需处理的急性病症包括溺水、触电、窒息、

气道异物、创伤、烧伤、心脏骤停、煤气中毒、化学中毒、中暑、冻伤等。

第三节　　灾害与突发事件的现场急救技术

灾害与突发事件的现场急救技术包括心肺复苏初级救生术(CPR-BLSD)，创伤现场急救技术，触电、淹溺、中暑、煤气中毒、烧伤等常见意外及急危重病症的现场急救技术，成批伤员的检伤分类技术。

一、心肺复苏初级救生术(CPR–BLSD)

（详见本书第二章第一节）

二、创伤现场急救技术

（详见本书第二章第二节）

三、常见急病急症的现场急救

（详见本书第三章）

第四节　　灾害时的逃生术

一、火场逃生术

（一）火场逃生九要诀

第一要诀:熟悉环境，临危不乱。每个人对自己工作、学习或居住建筑物的结构及逃生路径平日就要做到了然于胸;而当身处陌生环境，如入住酒店、商场购物、进入娱乐场所时，为了自身安全，务必留心疏散通道、安全出口以及楼梯方位等，以便在关键时刻能尽快逃离火场。

第二要诀:保持镇静，明辨方向，迅速撤离。突遇火灾时，首先要强令自己保持镇静，千万不要盲目地跟从人流相互拥挤、乱冲乱撞。撤离时要注意，朝明亮处或外面空旷地方跑，要尽量往楼层下面跑；若通道已被烟火封阻，则应背向烟火方向离开，通过阳台、气窗等通往室外逃生。

第三要诀：不入险地，不贪财物。在火场中，人的生命最重要，不要因害羞或顾及贵重物品，把宝贵的逃生时间浪费在穿衣服或寻找、搬运贵重物品上。已逃离火场的人，千万不要重返险地。

第四要诀：简易防护，掩鼻匍匐。火场逃生时，经过充满烟雾的路线，可采用毛巾、口罩蒙住口鼻，匍匐撤离，防止烟雾中毒、预防窒息。另外，也可以采取向头部、身上浇冷水或用湿毛巾、湿棉被、湿毯子等将头、身裹好后，再冲出去。

第五要诀：善用通道，莫入电梯。规范标准的建筑物都会有两条以上的逃生楼梯、通道或安全出口。发生火灾时，要根据情况选择进入相对较为安全的楼梯通道。除可利用楼梯外，还可利用建筑物的阳台、窗台、屋顶等攀到周围的安全地点；沿着下水管、避雷线等建筑上的凸出物，也可滑下楼脱险。千万要记住，高层楼着火时，不要乘普通电梯。

第六要诀：避难场所，固守待援。假如用手摸房门已感到烫手，此时一旦开门，火焰与浓烟势必迎面扑来。此时，首先应关紧迎火的门窗，打开背火的门窗，用湿毛巾、湿布等塞住门缝，或用水浸湿棉被，蒙上门窗，然后不停用水淋透房间，防止烟火渗入，固守房间，等待救援人员达到。

第七要诀：传送信号，寻求援助。被烟火围困时，尽量呆在阳台、窗口等易于被人发现和能避免烟火近身的地方。在白天可向窗外晃动鲜艳的衣物等；在晚上，可用手电筒不停地在窗口闪动或敲击东西，及时发出有效求救信号。在被烟气窒息失去自救能力时，应努力滚到墙边或门边，这样便于消防人员寻找、营救，也可防止房屋塌落时砸伤自己。

第八要诀：火已及身，切勿惊跑。火场上如果发现自己身上着了火，惊跑和用手拍打，只会形成风势，加速氧气补充，促旺火势。正确的做法是赶紧设法脱掉衣服或就地打滚，压灭火苗。如能及时跳进水中或让人向身上浇水则更有效。

第九要诀：缓降逃生，滑绳自救。高层、多层建筑发生火灾后，可迅速利用身边的绳索或床单、窗帘、衣服等自制简易救生绳，并用水打湿后，从窗台或阳台沿绳滑到下面的楼层或地面逃生。即使跳楼也要跳在消防队员准备好的救生气垫，或在4层以下才可考虑采取跳楼的方式。还要注意选择有水池、软雨篷、草地等地面，如有可能，要尽量抱些棉被、沙发垫等松软物品或打开大雨伞跳下。跳楼有时可求生，但会对身体造成一定的伤害，所以要慎之又慎。

（二）高楼火灾逃生术

（1）无论是住在高楼的居民，还是外出住高层饭店的客人，都应事先了解和熟悉该建筑物的太平门和安全出口情况，做到心中有数，以防万一。

（2）发生浓烟时应迅速离开。当浓烟已窜入室内时，要沿地面匍匐前进，因地面层新鲜空气较多，不易中毒和窒息，利于逃生；逃至门口后千万不要站立开门，避免被大量浓烟熏倒。

逃到室外走廊后，要尽量做到随手关门，如有防火门应将防火门关上。这样可以阻挡火势随人的运动迅速蔓延，增加逃生的有效时间。

（3）外逃时千万不要乘坐电梯。因为火灾发生后电梯可能停电或失控。同时，由于"烟筒效应"，电梯间常常成为浓烟的流通道，易致人窒息。

（4）如果下层楼梯已冒出浓烟，不要硬行下逃。因为火源可能就在下层，向上逃离反而更可靠。可以到凉台、天台，找安全的地方，候机待救。

（5）若被困在室内，应迅速打开水龙头，将所有可盛水的容器装满水，并把毛巾、被单、毛毯打湿，以便随时使用。

总之，当你被烈火和浓烟围困于高楼之上时，要尽量想方设法延长你的清醒时间，并发出求救信号，等待救援。

（三）旅客列车火灾的逃生方法

1. 利用车厢前后门逃生　旅客列车每节车厢内都有一条人行通道，车厢两头有通往相邻车厢的手动门或自动门，当某一节车厢内发生火灾时，这些通道是被困人员利用的主要逃生通道。火灾时，被困人员应尽快利用车厢两头的通道，有秩序地逃离火灾现场。

2. 利用车厢的窗户逃生　旅客列车车厢内的窗户一般装有双层玻璃。在发生火灾情况下，被困人员可用坚硬的物品将窗户的玻璃砸破，通过窗户逃离火灾现场。

3. 疏散人员　运行中的旅客列车发生火灾，列车乘务人员在引导被困人员通过各车厢互连通道逃离火场的同时，还应迅速扳下紧急制动闸，使列车停下来，并组织人力迅速将车门和车窗全部打开，帮助未逃离火车厢的被困人员向外疏散。

4. 疏散车厢　旅客列车在行驶途中或停车时发生火灾，威胁相邻车厢时，应采取摘钩的方法疏散未起火车厢。

5. 注意事项

（1）当起火车厢内的火势不大时，列车乘务人员应告诉乘客不要开启车厢门窗，以免大量的新鲜空气进入后加速火势的扩大蔓延。同时，组织乘客利用列车上灭火器材扑灭火灾，还要有秩序地引导被困人员从车厢前后门疏散到相邻车厢。

（2）当车厢内浓烟弥漫时，要告诉被困人员采取低姿行走的方式逃离到车厢外或相邻车厢。

（3）当车厢内火势较大时，应尽量破窗逃生。

（四）公共汽车火灾的逃生方法

1. 辩明起火部位，迅速逃生　当发动机着火后，驾驶员应开启车门，让乘客从车门下车。然后，组织乘客用随车灭火器扑灭火焰。

（1）如果着火部位在汽车中间，驾驶员打开车门，让乘客从两头车门有秩序地下车。在扑救火灾时，有重点地保护驾驶室和油箱部位。

（2）如果火焰小但封住了车门，乘客可用衣物蒙住头部，从车门冲过下车。

（3）如果车门线路被火烧坏，开启不了，乘客应砸开就近的车窗翻出下车。

2. 开展自救、互救方法逃生　在火灾中，如果乘车人员衣服被火烧着了，不要惊慌，应冷静地采取以下措施。

（1）如果来得及脱下衣服，应迅速脱下衣服，用脚将火踩灭。

（2）如果来不及脱下衣服，应就地打滚，将火滚灭。

（3）如果发现他人身上的衣服着火时，可以脱下自己的衣服或其他布物，将他人身上的火焰捂灭。切忌跟着着火人乱跑，或用灭火器向着火人身上喷射。

（五）地铁发生意外如何逃生

地铁安全问题主要有信号故障、停电和火灾。一旦在地铁上发生意外，应采取下述方法逃生。

1. 有序疏散　乘客不要惊慌失措，更不要砸车门跳车，要镇定地等候列车靠近站台，在工作人员的指挥下有序疏散；要注意听取地铁人工广播，了解故障原因和排除时间；要听从工作人员的统一指挥和引导，沿着规定的方向疏散，防止忙中出错，甚至走进死胡同。

2. 勿擅拉"紧急开门手柄"　地铁列车车门上方的"紧急开门手柄"是用来强行打开车门疏散人流的，但这一招十分危险，不能擅动。何时紧急开门要视具体情况而定。如果列车刚好停靠在站台上，拉下"紧急开门手柄"，信号自动传至驾驶室，待列车停下后即可疏散人流。但是，如果列车停在隧道反而危险，唯一的出路就是人工开启列车两头驾驶室里的"逃生门"，沿着隧道中央快速撤离现场。

3. 使用灭火器"逆风而跑"　站台、站厅和列车上都备有灭火栓等消防设备。列车上一旦遇到火灾，乘客可以从座位下有灭火标志的地方，旋转拉手90°，开门取出灭火器进行自救。在调度的统一指挥下，上下行、南北端会自动启动事故风机系统，在最短时间内排除有毒烟雾，同时送入新鲜空气。乘客撤离时，一定要逆风（即迎风)而跑,还可以利用手中的矿泉水等倒在织物上,用来捂住口鼻,防止烟雾呛入造成窒息。

二、地震时的应急防护原则

(一)学校人员如何避震

在学校中,地震时最需要的是学校领导和教师的冷静与果断。有中长期地震预报的地区,平时要结合教学活动,向学生讲述地震和防避震知识。例如,地震前要安排好学生转移、撤离的路线和场地;地震后沉着地指挥学生有秩序地撤离。在比较坚固、安全的房屋里,可以躲避在课桌下、讲台旁;教学楼内的学生可以到开间小、有管道支撑的房间里;决不可让学生们乱跑或跳楼。

(二)地震时在街上行走时如何避震

地震发生时,高层建筑物的玻璃碎片和大楼外侧混凝土碎块以及广告招牌、霓虹灯架等可能掉下伤人。故在街上走时,最好将身边的皮包或柔软物品顶在头上,无物品时也可用手护在头上,尽可能做好自我防御的准备;应该迅速离开电线杆和围墙,跑向比较开阔的地区躲避。

(三)车间工人如何避震

(1)车间工人可以躲在车床、机床及较高大设备下面,不可惊慌乱跑。

(2)特殊岗位上的工人要首先关闭易燃易爆、有毒气体阀门,及时降低高温、高压管道的温度和压力,关闭运转设备。

(3)大部分人员应撤离工作现场;在有安全防护的前提下,少部分人员留在现场随时监视险情,及时处理可能发生的意外事件,防止次生灾害的发生。

(四)地震发生时行驶的车辆如何应急

(1)司机应尽快减速,逐步刹闸。

(2)乘客(特别在火车上)应牢牢抓住拉手、柱子或坐席等,并注意防止行李从架上掉落伤人。面朝行车方向的人,要将胳膊靠在前坐席的椅垫上，护住面部，身体倾向通道，两手护住头部；背朝行车方向的人，要两手护住后脑部，并抬膝护腹，紧缩身体，做好防御姿势。

（五）楼房内人员地震时如何应急

（1）要头脑清醒冷静，及时判别震动状况，千万不可在慌乱中跳楼，这一点极为重要。

（2）根据建筑物布局和室内状况，审时度势，寻找安全空间和通道进行躲避，减少人员伤亡。例如，可躲避在坚实的家具下或墙角处，亦可转移到承重墙较多、开间小的厨房、厕所去暂避一时。因为这些地方结合力强，尤其是管道经过处理，具有较好的支撑力，抗震系数较大。

（六）在商店遇震时如何应急

在百货公司遇到地震时要保持镇静。由于人多慌乱、商品下落，可能使避难通道阻塞。此时，应躲在近处的大柱子和大商品旁边（避开商品陈列橱），或朝着没有障碍的通道躲避，然后屈身蹲下，等待地震平息。处于楼上位置，原则上向底层转移为好。但楼梯往往是建筑物抗震的薄弱部位，因此要看准脱险的合适时机。服务员要组织群众就近躲避，震后安全撤离。

（七）震后自救

（1）地震时不要惊慌，树立生存的信心，要千方百计保护自己。地震后会有多次余震发生，为了免遭新的伤害，要尽量改善自己所处环境。此时，如果应急包在身旁，将会为你脱险起很大作用。在这种极不利的环境下，首先要保护呼吸畅通，挪开头部、胸部的杂物，闻到煤气、毒气时，用湿衣服等物捂住口鼻；避开身体上方不结实的倒塌物和其他容易引起掉落的物体；扩大和稳定生存空间，用砖块、术棍等支撑残垣断壁，以防余震后环境进一步恶化。

（2）设法脱离险境。如果找不到脱离险境的通道，尽量保存体力，用石块敲击能发出声响的物体，向外发出呼救信号；不要哭喊、急躁和盲目行动，这样会大量消耗精力和体力，尽量控制自己的情绪或闭目休息，等待救援人员到来。如果受伤，要想法包扎，避免流血过多。

（3）维持生命。如果被埋在废墟下的时间比较长，救援人员未到或者没有听到呼救信号，就要想办法维持自己的生命，防震包的水和食品一定要节约，尽量寻找食品和饮用水，必要时饮用自己的尿液也能起到解渴作用。

（八）震后互救

抢救的时间越及时，获救的希望就越大。有关资料显示，震后20分钟获救的存活率达98%以上，震后1小时获救的存活率下降到63%，震后2小时还无法获救的人员中，窒息死亡人数占死亡人数的58%。他们不是在地震中因建筑物垮塌砸死，而是窒息死亡。如能及时救助，是完全可以获得生命的。

震后救人，力求时间要快、目标准确、方法恰当，争取互救队伍不断壮大。具体做法是：①先救近处或容易救的人，这样，可迅速壮大互救队伍；②先救青壮年和医务人员，可使他们在救灾中充分发挥作用；③先救"生"，后救"人"。唐山地震中有一位农村妇女，每救一个人，只把其头部露出，避免窒息，接着再去救另一个人，在很短时间内使几十人获救。

（九）地震后救人的方法

1. 传递营救信息　通过了解、搜寻，确定废墟中有人员埋压后，判断其埋压位置，向废墟中喊话或敲击等方法传递营救信号。

2. 注意埋压人员安全　营救过程中，要特别注意埋压人员的安全。使用的工具（如铁棒、锄头等）不要伤及埋压人员；不要破坏埋压人员所处空间周围的支撑条件，引起新的垮塌，使埋压人员再次遇险。

3. 想办法维护埋压人员生命　应尽快与埋压人员的封闭空间沟通，使新鲜空气流入；挖扒中如尘土太大应喷水降尘，避免埋压者窒息；埋压时间较长，一时又难以救出，可设法向埋压者输送饮用水、食品和药品，以维持其生命。

4. 施救和护理

（1）先将被埋压人员的头部从废墟中暴露出来，清除口鼻内的尘土，以保证其呼吸畅通。

（2）对于伤情严重、不能自行离开埋压处的人员，应该设法小心地清除其身上和周围的埋压物，再将其抬出废墟，切忌强拉硬拖。

（3）对饥渴、受伤、窒息较严重，埋压时间又较长的人员，被救出后要用深色布料蒙上眼睛，避免强光刺激。根据受伤轻重，对伤者采取包扎或送医疗点抢救治疗。

（十）避震要点

（1）地震时是跑还是躲：我国多数专家认为，地震时就近躲避，地震后迅速撤离到安全地方，是应急避震较好的办法。避震应选择室内结实、能掩护身体的物体下（旁）、易于形成三角空间的地方，开间小、有支撑的地方，以及室外开阔安全的地方。

（2）应采取的姿势：伏而待定、蹲下或坐下，尽量蜷曲身体，降低身体重心。

（3）抓住桌腿等牢固的物体。

（4）保护头颈、眼睛，掩住口鼻。

（5）避开人流，不要乱挤乱拥。

（6）不要随便点明火，因为空气中可能有易燃易爆气体。

第五节　道路交通事故伤的现场急救

一、车祸可能对人体造成的损伤

1. 车祸损伤可能涉及的人　行人、骑车人（自行车、助动车、摩托车等）、司机（肇事车辆司机与对方车辆司机）、同车人（肇事车辆与对方车辆的同车人）。

2. 道路交通事故伤分类

道路交通事故伤的分类见表 4-2。

表 4-2　道路交通事故伤的分类

类　别	内　容
按造成伤害原因分类	撞击伤（钝性损伤和闭合性损伤）、跌落伤、碾轧（压）伤（轻:皮下软组织伤;重:严重组织撕脱、骨折、离断）、切割/刺入伤、挤压伤、鞭梢伤（颈过度后伸、前曲）、安全带伤、烧伤、爆炸伤、溺水、中毒
按损伤部位分类	头部、面部、颈部、胸部、腹部、骨盆、脊柱、上肢及下肢、皮肤软组织伤、多发伤
按组织损伤特点分类	擦伤、挫伤、撕裂伤、撕脱伤、脱位、骨折、肢体离断、穿透伤、非机械性损伤（溺水、中毒等）
按损伤程度分类	轻微伤、轻伤、重伤、死亡（发生交通事故后当场死亡或伤后 7 天内抢救无效死亡者。英国等:30 天内,法国:6 天,希腊、奥地利:3 天,西班牙、日本:1 天内,比利时、葡萄牙:现场死亡）
按道路使用者分类	行人交通伤、骑自行车人交通伤、乘客交通伤、驾驶员交通伤

二、交通事故伤的伤情特点

（1）致伤因素多、致伤机制复杂,多发伤、复合伤发生率高（住院伤员中多发伤伤员高达 50% 以上）。

（2）严重交通事故伤者的休克发生率高、伤势严重、死亡率高（常伴有失血,休克发生率高,占 50% 左右,严重多发伤早期低氧血症发生率可高达 90%）。

（3）主要致死原因为颅脑伤、胸部伤和腹部伤。

三、车祸多发年龄段

（1）受伤者:中青年组受伤者最多,壮年组次之,<15 岁与 >60 岁年龄组最少。

（2）驾龄:驾龄 <3 年组多发,其次为 6~10 年组,驾龄 >20 年组发生交通事故比例最小。

四、司机与乘车人员伤情特点

（1）两者均可发生的伤害：烧伤、吸入性窒息、溺水、脊柱伤、撞击伤、摔伤、挤压伤。

（2）司机以头、胸、腹、脊椎、上下肢，头、胸、腹联合损伤多见。

（3）乘客则以头、胸、腹、上下肢及胸腹部联合损伤多见。

五、车祸造成人体损伤各部位的比例

车祸造成人体损伤各部位的比例：头部损伤 50%~80%，下肢损伤近 85%，其次为上肢、盆腔、胸腹部、颈部和脊柱。

致命性损伤中身体各部分的比例：头部 61%~85%，胸部 38%~64%，腹部 14%~42%。

联合损伤：头胸部联合损伤最多见，其次为头、盆腔联合伤。损伤性窒息多见于肋骨骨折，老年人受撞击后易骨折（股骨骨折多见），颈部鞭梢式外伤可伴有脑震荡、颈椎脱位、颈部软组织撕裂伤。

（1）司机发生联合损伤多见的原因：车辆在行驶过程中出现意外时常有的情景：①司机方向盘打偏，导致车辆头部撞向树、电线杆或隔离栏，导致车辆头部受损（图 4-12）；②司机紧急刹车，导致司机膝盖、胸部（胸部猛力压迫方向盘所致）及头部受撞击（图 4-13），可能造成膝关节、髋关节、胸腹部（如血气胸，心脏、肺、肝、脾和肾损伤等，图 4-14）及头部损伤（如头皮裂伤、脑震荡等）；③由于惯性作用，后座放的杂物飞向前，打击司机头颈部（二次打击），造成司机脑震荡、脊椎脱位等（图 4-15）。

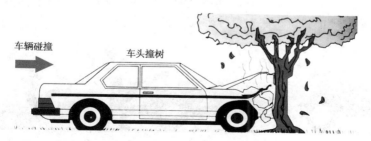

图 4-12　车辆方向失控，车辆头部撞向障碍物

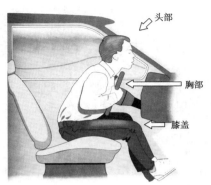

图 4-13 由于惯性作用，司机膝盖、胸部及头部受撞击

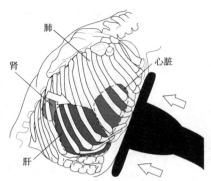

图 4-14 胸部猛烈撞击后导致胸部内脏损伤

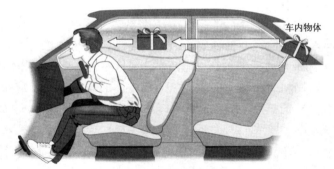

图 4-15 由于惯性作用车内物体对司机二次打击

（2）车辆撞击行人致损伤的一般步骤：①车辆先撞击行人致双下肢损伤；②由于惯性作用，行人胸腹部撞击车辆，导致胸腹部损伤；③行人受撞击后身体弹出几米外后头肩部着地，导致颅脑外伤、脑震荡、颈椎脱位、肩关节骨折等（图 4-16）。

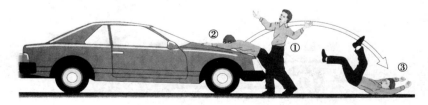

图 4-16 行人遭车辆撞击受伤步骤

（3）颈部鞭梢式外伤发生机制：司机突然急刹车时，由于惯性作用，头向前倾，后又向后仰，导致颈椎脱位、脑震荡等，颈椎损伤严重时可直接导致心跳呼吸抑制（图4-17）。

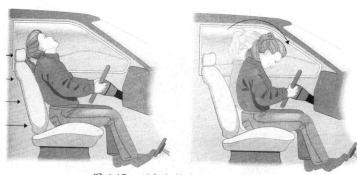

图 4-17　颈部鞭梢式外伤发生机制

（4）车祸中部分行人或骑车人发生脊柱损伤的机制：受车辆撞击后被撞人弹出几米外，脚跟着地，对地面产生较大作用力，地面又产生反作用力，该力上传至脊柱，导致脊柱损伤（图4-18）。

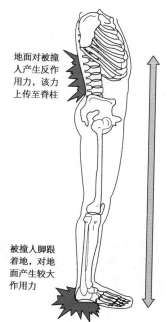

地面对被撞人产生反作用力，该力上传至脊柱

被撞人脚跟着地，对地面产生较大作用力

图 4-18　能量由脚跟传递至脊柱的示意图

（5）摩托车与机动车相撞后，摩托车驾驶员死亡率极高。其主要原因：两者相对速度较快，摩托车驾驶员受撞击后弹射距离远，落地时重力加速度大，地面反作用力也大，可致伤者胸腹部内脏、脊柱、颅脑等同时受到严重损伤，故其死亡率高（图4-19）。

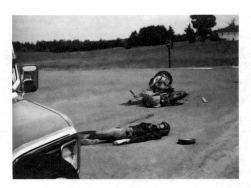

图4-19　摩托车驾驶员受机动车撞击后的现场

（6）安全气囊伤的发生机制：必须着重指出的是，随着安全气囊的发明与使用，安全气囊伤近年来也日益受到关注与重视。美国一研究所分析了1985~1993年美国7 000多起汽车交通事故，发现有气囊装置的轿车前部撞车，驾驶者的死亡率，较大轿车降低30%，中型轿车降低11%，小型轿车降低14%。安全气囊可将撞击力均匀地分布在头部和胸部，防止脆弱的乘客肉体与车身产生直接碰撞，大大减少受伤的可能性。在遭受正面撞击时，安全气囊的确能有效保护乘客，即使未系上安全带，防撞安全气囊仍足以有效减低伤害。据统计，配备安全气囊的车发生正面碰撞时，可降低乘客受伤的程度高达64%，甚至其中有80%的乘客未系上安全带。但对于来自侧方及后座的碰撞，则仍有赖于安全带的功能。

但是，安全气囊也有不安全的一面。据计算，若汽车以60 km的时速行驶，突然的撞击会令车辆在0.2秒之内停下，而气囊则会以大约300 km/h的速度弹出，而由此所产生的撞击力约有180 kg，这对于头部、颈部等人体较脆弱的部位就很难承受。因此，如果安全气囊弹出的角度、力度稍有差错，就有可能酿出一场"悲剧"。由于气囊是通过爆发起作用，而设计者往往是从多数、正常的碰撞模拟试验中寻找最佳方案。但实际生活中，每一位乘驾者都有自己乘驾习惯，这就造成了人与气囊会有不同的位置关系，也就决定了气囊工作的不稳定性。因此，要保证安全气囊真正起到安全的作用，驾乘人员一定要养成良好的驾乘习惯，保证胸部与方向盘保持一定距离，而最有效的措施则是系好安全带。安全气囊只是辅助安全系统，需与安全带配合使用才能发挥最大的安全保护效果。安全气囊及其工作原理见图 4-20、图 4-21。

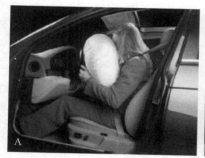
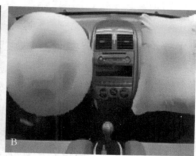

图 4-20　安全气囊

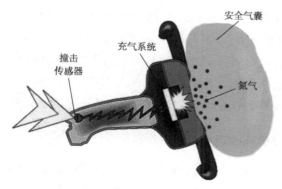

图 4-21　安全气囊工作原理

七、上海警方分析车祸五大死亡规律

1. 死亡多发时段　夜间。上海某区 10 起死亡事故中，发生在上半夜的有 4 起，发生在下半夜的也有 4 次，另两起发生在下午，夜间事故占 80%。20 点 30 分至次日凌晨 6 点，被称为"死亡时间"。

2. 死亡多发路段　好路段。10 起死亡事故中，一好路段发生 5 起，占 50%，另一好路段发生两起，占 20%。上海某区交通支队刘支队长表示，这两条路段均属新建或次新建道路，路况相当好。但越是好的路段。越容易出现超速，事故则往往接踵而至，因此这些一马平川的道路被称为"死亡路段"。

3. 死亡事故的形态　5 起是单车事故，占 50%。车辆在没有外界干扰的情况下发生车祸，这表明事故的原因很可能出在驾驶员自身。

4. 死亡主因　酒后驾车。现在可以确定，酒后驾车已成为高架道路致人死亡交通事故的第一原因。有数据分析显示，10 起死亡事故中，7 起是酒后驾驶，占总数的 70%；而 20 点 30 分到凌晨 3 点间发生的死亡事故，均与酒后驾车有关。

5. 死亡诱因　不系安全带。如果那 10 起车祸中，驾驶员和乘客都系上安全带，可能这组数据就会被改写，许多条生命可能被挽救。在多起车祸中，车内人员在猛烈撞击后被弹出车外。经法医鉴定，车辆撞击并没有对他们造成致命伤，而飞出车外后撞击地面才是许多车祸人员伤亡的直接原因。和酒后驾车一样，10 起车祸中有 70% 的伤亡和没有系安全带有关，这使许多本不该离去的生命消逝。

八、交通事故现场急救医疗救援

1. 道路交通事故损伤现场急救需处理的急症　各种创伤，如撞击伤、跌落伤、碾轧（压）伤、切割／刺入伤、挤压伤、鞭梢伤、安全带伤等；烧伤、爆炸伤、溺水、中毒、窒息、心跳呼吸骤停。

2. 现场急救处理

（1）现场心肺复苏：见本书第二章相关内容。

（2）现场医疗处理：①保持呼吸道通畅；②止血、包扎；③骨折固定；④纠正休克。

3. 迅速了解事故现场情况

（1）急救人员应注意以下几个问题：①确保救护人员不受伤害（设置提醒标志等）；②不要随意搬动伤员；③尽快准确了解伤亡情况；④与伤员进行交流，获得伤员的许可。

（2）判断伤情危重程度：①意识；②气道；③呼吸；④循环；⑤迅速检查身体，并对一些紧急情况作必要的处置；⑥了解主要症状与病史。

4. 伤员分类转送

（1）第一优先：气道阻塞、胸部穿透性损伤、严重出血性休克。

（2）第二优先：连枷胸，头部、颈部、腹部或腹股沟穿透性损伤，两处或两处以上骨折，脊髓损伤，严重烧伤，严重头部损伤，四肢截断。

（3）第三优先：中度烧伤、脊椎受伤但脊髓未受伤、开放性骨折、眼部受伤、轻微脑部受伤。

（4）第四优先：软组织轻伤、扭伤、闭合性骨折、其他局部伤。

5. 高速公路交通事故的现场救护

（1）为有利于出诊与接诊，每个地区应有一通信联络中心。

（2）为便于事故现场各部门间的协调，现场需确定一总指挥。

（3）现场医疗救治必须及时有效。

（4）做好院前救护与医院急诊科救治的协同。

九、汽车落水时的逃生术

（一）汽车落水时成功率最高的逃生方式

当汽车不幸落水后，并不会很快沉入水底，而是车头下倾、车尾翘起漂浮在水上，逐渐下沉。早先我们一直存在着误区，都说当汽车落水时，由于水压，车门会难以打开。经过试验表明，经车门逃生是最为快捷、成功率最高的逃生方式。

（二）汽车落水时几种错误的逃生方法

1. 误区：寻找浮生物

［支招］对于那些不会游泳的车主来说，当车体落水后，漂浮是水上求生必备的技能，车主应选取最省体力的"水母漂式"，即吸气后全身放松俯漂在水面，四肢自然下垂，似水母般静静漂浮在水面。待需要吸气时，双手向上抬至下额处向下、向外压划水，顺势抬头吐气和吸气，随即低头闭气回复漂浮姿势。假设是穿着长袖衣，可在水面吸气后低头将气由上衣衣襟吹入衣内，双手抓紧衣襟，防止空气外泄，可在衣服肩背部形成气囊（图 4-22）。

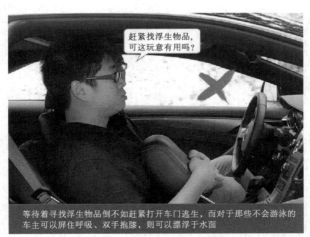

图 4-22 等待着寻找浮生物品不如赶紧打开车门逃生

2. 误区：从天窗逃生

［支招］如果天窗还可以打开，则说明车子还有电。与其从狭小的天窗逃出，不如直接打开车门或者落下车窗逃生（图 4-23）。

3. 误区：等水进入到车内后再打开车门逃生

通常，我们都认为车子落水后，水会顺着车门间缝隙往里灌，同时车门也会因水的阻力而难以开启。其实在实践当中，开启车门并不是件难事。

[支招] 当车辆落水后，水会慢慢涌入，车内暂时是一个密封空间，只要门没打开，进水的过程会比较缓慢，

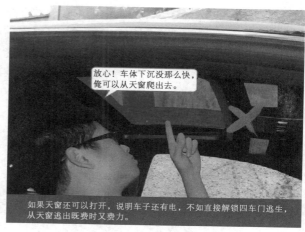

图4-23　如果天窗还可以打开，说明车子还有电，不如直接解锁由车门逃生

直至水面超过车门钢板高度50%，压力才会逐渐增加。也就是说即使车辆入水，车主仍有足够时间逃生（图4-24）。

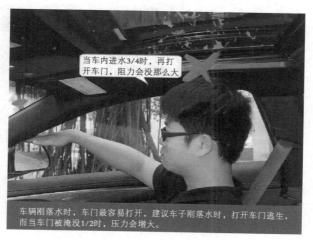

图4-24　车辆刚落水时，车门最容易打开。建议车子刚落水时，打开车门逃生

4. 误区：尖锐物品均可以砸碎玻璃逃生

［支招］在水中，由于水的阻力保护了玻璃，同时阻滞胳膊的挥动速度，敲打玻璃时会使车窗受力被分散，而高跟鞋等尖锐物品由于力臂较短，力量很难放大，所以类似高跟鞋等尖锐物品并不能敲碎玻璃。需提醒的是，普通羊角铁锤可以敲碎侧窗玻璃逃生（图 4-25）。另外，还有车主担心，敲打玻璃过程中，玻璃碎片是否会四处飞溅而划伤自己。实际上，由于汽车玻璃多是钢化玻璃，破碎后四角圆滑，划伤概率很低。

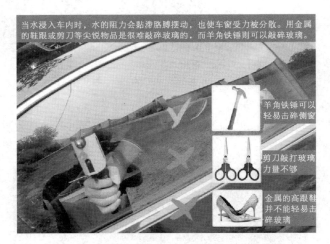

图 4-25　普通羊角铁锤可以敲碎侧窗玻璃逃生

5. 误区：用塑料袋自制氧气罩逃生

［支招］面临即将沉入水底的车，如果车主如此有耐心寻找塑料袋然后套在头上，倒不如直接推开车门逃生。因为人在慌乱情况下所消耗的氧气量很大，小小塑料"氧气罩"根本不够用（图 4-26）。

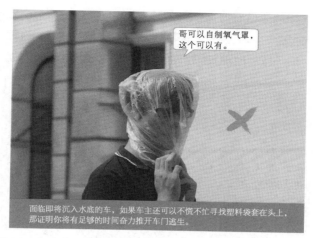

面临即将沉入水底的车，如果车主可以不慌不忙寻找塑料袋套在头上，那证明你将有足够的时间奋力推开车门逃生。

图 4-26　与其寻找塑料袋套在头上，不如直接奋力推开车门逃出

十、翻车后的逃生方法

当翻车发生时，车内人员该怎样保护好自己呢？逃生的三大前提是保持正确坐姿、背臀紧贴坐椅、系好安全带。当事故发生的瞬间，车主会大脑一片空白，这时一定要注意以下几项和逃生有关的细节。

（1）首先将车辆熄火，主要是为保证不会发生燃烧、爆炸等事故（图 4-27）。

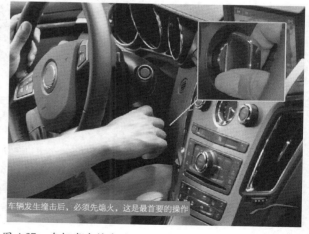

车辆发生撞击后，必须先熄火，这是最首要的操作

图 4-27　车辆发生撞击后，必须先熄火，这是最首要的操作

（2）逃生时不要急于解开安全带。需先调整好坐姿，双手先撑住车顶，双脚蹬住车两边，背臀紧贴坐椅，将自己固定好坐姿后再单手解开安全带，慢慢放下身子，以防受到第二次撞击（图 4-28）。

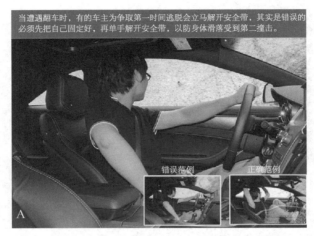

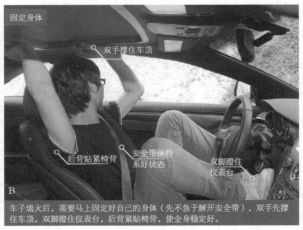

图 4-28　逃生时不要急于解开安全带，先调整好坐姿

（3）必要时需取下尖锐物品，以免身体在车内滚动时受到第二次伤害（图 4-29）。

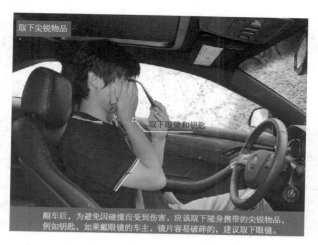

取下尖锐物品

取下眼镜和钥匙

翻车后，为避免因碰撞而受到伤害，应该取下随身携带的尖锐物品，例如钥匙，如果戴眼镜的车主，镜片容易破碎的，建议取下眼镜。

图 4-29　必要时需取下尖锐物品，避免受到二次伤害

（4）在事故发生后，如出现解不开安全带的情况，可用急救用品割断安全带，或者将身子慢慢抽出后逃脱（图 4-30）。

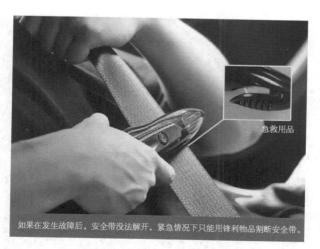

急救用品

如果在发生故障后，安全带没法解开，紧急情况下只能用锋利物品割断安全带。

图 4-30　事故发生后如出现解不开安全带情况，可用急救用品割断安全带

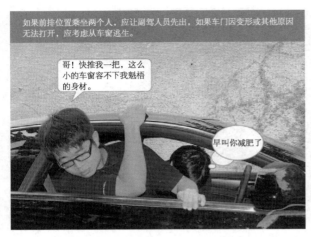

图 4-31 逃生过程中前排如乘坐 2 人，应让副驾驶人员先出

（5）在逃生过程中，如果前排乘坐 2 人，应当先让副驾驶人员逃出。当车门变形而无法打开时，可由车窗逃出。但如果此时车窗为封闭状态，则需敲碎玻璃（图 4-31）。

（6）敲玻璃时应敲击侧窗玻璃四周的 4 个定点，不要敲击前挡风玻璃。因为前挡风玻璃是双层玻璃，含有树脂，不易敲碎，而侧面车窗则是网状构造的强化玻璃，敲碎一点会使整块玻璃全碎，故应用专业锤在侧窗玻璃一角的位置连续敲打（图 4-32）。

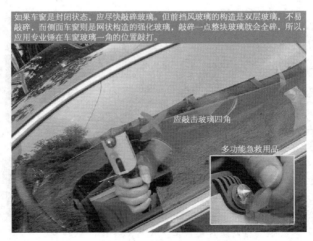

图 4-32 敲玻璃时应敲击侧窗四周的 4 个定点

（7）若车体并未完全翻过来，如侧倾角度为 30° 左右，由于重力原因，驾驶位置的车门会难以打开，车内成员应由副驾驶位置逃出，以免发生二次侧翻（图 4-33）。

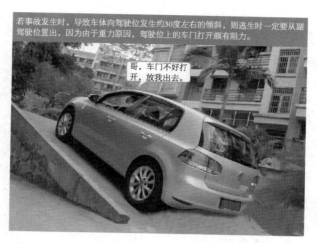

图 4-33　驾驶位置的车门不易打开时，应让车内人员由副驾驶位置逃出，避免发生二次侧翻

十一、撞车前一刻：把握好方向盘

撞车前，面对即将可能发生的撞车事故，唯一可以做的就是把握好方向盘，让撞车的后果降到尽可能最低。后排的乘客应让身子尽量向后躺，并且双臂夹胸、双手抱头，这样的姿势在承受冲撞时伤害可以小一些。驾驶员也应尽量向后躺，双手撑住方向盘，尽可能减小方向盘对胸腹部的过度冲撞。从疾驶的车辆中跳车需注意姿势：身体抱成团，头部紧贴胸前，双脚双膝并紧，肘部紧贴身体两侧，双手捂住耳部，蜷曲着身子跳下；跳车后宜顺势滚动，以减轻与地面的冲撞力。

十二、车祸被困：侧面车窗玻璃容易敲碎

在抢险救援中，类似车祸被困人员的救援是最多的。万一车门被卡，无论是什么车型，在有自控的前提下，只能打碎车窗玻璃进

行逃生。逃生时选择打碎哪扇玻璃很重要。前挡风玻璃是双层复合玻璃，即便被打碎，也不会散落。只能选择侧面车窗玻璃，用类似逃生锤的尖利物体进行敲击。

十三、两千多名交通事故幸存者教你车祸时如何逃生

1. 与家人挨着坐、分开逃生　50% 的乘客都是结伴旅行。如果你与家人一起，最好不要分开坐。否则，逃生前总会先想着召集家庭其他人员，这会耽误逃生的最佳时机，也会妨碍其他乘客逃生。逃生时，最好分开行动，这样也会增加生存的概率。

2. 坐车系安全带　系安全带时，将安全带从肩部斜向下固定住身体，切不可从腋下穿过。然后调整安全带位置，安全带过于靠近头部，发生事故时会勒到脖子，而过于靠近肩头则可能滑落。最适宜的距离是与肩头保持两个手指的宽度。安全带横向部分应保持在腹部以下髋骨位置，以避免剧烈碰撞时勒到内脏。最后，还要拽一拽安全带，确认是否完全锁住。

3. 上车先看清出口　研究显示，事故幸存者在逃生时平均要走7 排座位的距离。所以，尽量选择距出口较近并靠通道的座位。如果不在这个范围内，在乘车时最好能数数自己距离出口有几排座，这样有助于在夜晚、有烟雾等视物不清的情况下顺利逃脱。

4. 坐火车时宜选择背朝行驶方向　在军事飞机上，座位的安排常常是面向后。这是因为发生冲撞时，不会因为惯性被甩到前面或被磕碰而受伤，火车也被如此。

5. 认真听取乘务员讲解　尤其是坐飞机时，如果发生事故，首先要按照乘务员的指示采取行动。紧急防冲击姿势为：小腿尽量向后收，超过膝盖垂线以内；头部向前倾，尽量贴近膝盖。如果是大巴发生翻车事故，当时没系安全带的话，应立即抱紧身边硬物，同时蜷曲身体，将头埋在身体里，避免头部等重要部位受到撞击。

6. 随身带瓶水　交通事故多数伴有起火，而许多遇难者正是败在了火灾烟雾上。烟雾含有毒气体，容易导致窒息死亡。如遇着火，

应带上防烟头罩。如果条件不允许，可用身边的矿泉水、饮料蘸湿手绢、衣物，捂住口鼻，防止被烟雾呛晕。

7. 安全锤敲打窗户四角逃生　如果出口被封或出逃困难，可以使用安全锤、灭火器等锤打玻璃的 4 个角逃生。安全锤用完后要交给其他人继续使用，不要随意丢弃。

十四、机动车急救箱（包）的配置

建议每一机动车均配置一个急救箱（包），具体配置建议如下：①止血带 1 根；②组合夹板 1 付（或前臂短夹板 1 根）；③敷料（消毒纱布大 3 块、中 5 块）；④三角巾（2 条）；⑤绷带（3 卷）；⑥颈托 1 付；⑦消毒棉球及棉签；⑧表式血压计及听诊器 1 付（备选）；⑨镊子、手术剪刀（平的或弯的）；⑩手电筒 1 只；⑪胶布 2 卷；⑫安全锤 1 把。

第六节　踩踏事件伤的现场急救

一、踩踏事件的定义

踩踏事件是指在聚众集会中，特别是在整个队伍产生拥挤移动时，有人意外跌倒后，后面不明真相的人群依然在前行、对跌倒的人产生踩踏，从而导致人群惊慌，加剧拥挤和产生新的跌倒人群，最后形成恶性循环的群体伤害的意外事件。

二、盘点近20年来国内外踩踏事件

现将近 20 年来国内外发生的大的踩踏事件盘点如下。

（1）最悲惨的是 1990 年的麦加，1 426 名朝觐者被踩死或窒息而死（图 4-34）。

（2）2001 年 4 月 8 日，前往陕西省华阴市玉泉院赶庙会的群众因拥挤踩踏，造成死 16 人、伤 6 人的重大事故（图 4-35）。

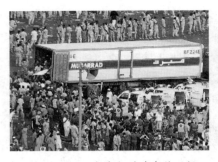

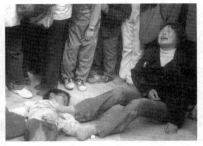

图 4-34　1990 年麦加踩踏事件现场　　图 4-35　2001 年 4 月 8 日陕西华阴玉泉院踩踏事件现场

（3）2009 年 3 月 22 日上午 9:15 左右，重庆涪陵的廖峰电子有限责任公司在宣传促销产品发放礼品时发生踩踏事故，导致 2 人死亡,11 人受伤。在涪陵踩踏事故现场,楼道的栏杆被挤变形(图 4-36)。

（4）2010 年 7 月 24 日，德国杜伊斯堡举办一年一度的"爱的大游行"电音舞会音乐节,因人多拥挤发生踩踏事件,造成 19 人死亡,342 人受伤（图 4-37)。

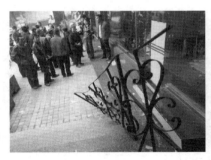

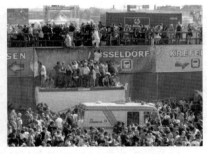

图 4-36　2009 年 3 月 22 日重庆涪陵踩踏事故现场　　图 4-37　2010 年 7 月 24 日德国杜伊斯堡踩踏事故现场

（5）2010 年 11 月 22 日晚，柬埔寨金边钻石岛一座斜拉桥在送水节欢庆活动中发生严重踩踏事件。造成 456 人死亡，700 多人受伤（图 4-38)。

（6）2011 年 1 月 14 日晚，印度西南喀拉拉邦发生重大踩踏事件，至少造成 100 人死亡和数十人受伤。事发前，当地印度教徒正在庆祝宗教节日（图 4-39）。

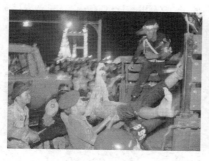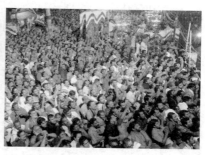

图 4-38　2010 年 11 月 23 日柬埔寨金　　图 4-39　2011 年 1 月 14 日印度西南喀
边踩踏事件现场　　　　　　　　　　　　拉拉邦重大踩踏事件现场

　　（7）西非国家科特迪瓦最大城市阿比让于 2012 年 12 月 31 日的跨年庆典发生重大意外。烟火表演结束后成千上万人在散场时互相踩踏，初步估计至少 60 人被踩踏致死，多数是 8~15 岁的儿童（图 4-40）。

　　（8）2013 年 6 月 20 日，上海，2013 贝克汉姆六月中国行的第 4 日，小贝访问同济大学，因粉丝失控引发踩踏事件（图 4-41）。

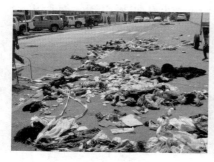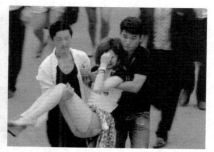

图 4-40　西非国家科特迪瓦的阿比让市　　图 4-41　2013 年 6 月 20 日同济大学
2012 年 12 月 31 日跨年庆典踩踏事件现场　　踩踏事件现场

　　（9）2013 年 10 月 13 日，印度中央邦一座寺庙当日上午发生踩踏事件。据法新社报道，事故中有 109 人丧生（图 4-42）。

　　（10）2014 年 7 月 26 日，云南省昆明市明通小学发生踩踏事故，造成学生 6 人死亡、26 人受伤。当日午休结束后学生们走出宿舍，宿舍楼里有几个大的棉垫，有的同学在嬉闹时击打棉垫，导致棉垫翻倒，压倒了一些小的学生，由此引发了大家惊慌，后面的学生向楼下跑，在此过程中发生了踩踏事故（图 4-43）。

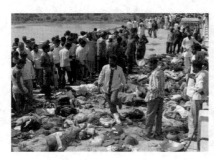 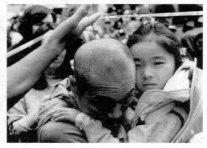

图 4-42　2013 年 10 月 13 日印度达蒂亚踩踏事件现场　　图 4-43　2014 年 7 月 26 日云南省昆明市明通小学踩踏事故现场

（11）2014 年 7 月 29 日，在几内亚各界庆祝开斋节之际，几内亚首都科纳克里拉托玛区一处海滩在音乐会结束后发生严重踩踏事件，造成至少 34 人死亡，数十人受伤（图 4-44）。

（12）2004 年 2 月 5 日 19 时 45 分，正在北京市密云县密虹公园举办的密云县第二届迎春灯展中，因一游人在公园桥上跌倒，引起身后游人拥挤，造成踩死、挤伤游人的特大恶性事故，导致 37 人死亡、15 人受伤（图 4-45）。

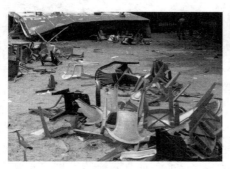 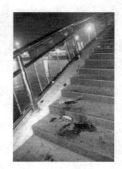

图 4-44　2014 年 7 月 29 日几内亚首都科纳克里踩踏事件现场　　图 4-45　2004 年 2 月 5 日北京市密云县密虹公园踩踏事故现场

（13）2014 年 12 月 31 日 23 时 35 分许，因很多游客市民聚集在上海外滩迎接新年，外滩陈毅广场进入和退出的人流对冲，致使有人摔倒，发生踩踏事件。事件造成 36 人死亡、49 人受伤（图 4-46）。

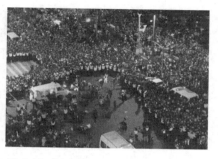

图 4-46　2014 年 12 月 31 日上海外滩踩踏事故发生后的外滩局部场景

三、踩踏事件的成因及现场特点

1. 成因　踩踏伤亡事件的发生多因重大活动或聚会，现场突发意外情况，缺乏疏导管理。因此，凡是人群拥挤、稠密的场所，其设施一定要符合安全、牢固、科学的要求，不允许出现丝毫差错。

2. 现场特点　现场人数多，秩序极度混乱，人群失去控制。

四、踩踏事件致伤因素及伤情特点

1. 致伤因素　因撞伤、挤压、碾挫以及烧伤、烫伤等致伤因素，机体在强大暴力作用下，一般伤情比较严重。

2. 伤情特点　多数伤者存在多脏器损伤，如颅脑损伤、血气胸、肝脾破裂、肢体及肋骨骨折、脊柱损伤等。

五、踩踏事件的两大主要死因

1. 被压死　所谓压死，其实是窒息死亡。当一个人仰卧，另一人压在其身上时，受压者会出现呼吸费力困难；当 3 个人压上去，受压者因胸廓无法进行呼吸运动，导致窒息缺氧死亡。

正如一个人被活埋至颈部，即使头面部露在外面，口鼻、上呼吸道通畅，由于无法进行胸廓起伏呼吸运动，也会窒息死亡。

此类死亡者基本找不到明显外在伤口、骨折以及内在脏器出血征象。上海踩踏事件幸存者表示曾有数分钟几乎无法呼吸的经历，也有人目击身边伤者出现脸色铁青而昏迷。

2. 被踩死 所谓踩死，就是踩踏造成的伤者机械性损伤，例如骨折、外出血、肝脾破裂、肋骨骨折导致心肺损伤等。如女性高跟鞋刺入伤者腹腔，暴力踩踏颈部致颈椎及气道损伤，肋骨骨折刺入心肺导致心脏破裂、张力性血气胸等均可能短时间致命。踩踏伤者外在大出血者很少，更多的是内出血。在上海踩踏事件中有多位现场目击者描述见伤者大口吐血，应该是肺出血表现，这样的伤者非常危重，大失血可导致休克，肺出血导致通气换气功能丧失，随时会因心跳呼吸停止而死亡。

六、 踩踏事件的现场救援

1. 维持秩序 发生踩踏伤害时不要惊慌失措，应保持镇静，设法维护好现场秩序，为及时救治伤员创造合适的环境。

2. 自我保护 在拥挤的人群中，双手交叉抱于胸前，保留安全间隙，避免胸部受到挤压，保持呼吸道顺畅并尽量保持身体平衡。或按照图 4-47 的方法进行自我保护。

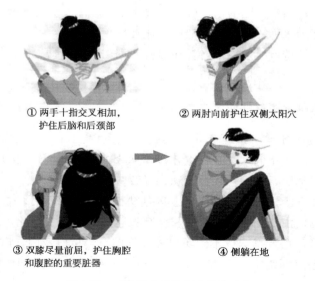

① 两手十指交叉相加，护住后脑和后颈部

② 两肘向前护住双侧太阳穴

③ 双膝尽量前屈，护住胸腔和腹腔的重要脏器

④ 侧躺在地

图 4-47　不慎倒地时的自我保护动作

3. 紧急呼救 请求来人帮助联系有关部门，及时抢救伤员。

4. 伤情判断 伤员有可能多次或反复遭受严重踩踏、挤压，伤情可能较为复杂，范围可能较广。及时心肺复苏。

5. 运送伤员

（1）运送时机：优先抢救，妥善处理，切勿随意搬动。

（2）搬运方法：固定伤员，以免加重损伤。

（3）密切观察：保持伤员呼吸道顺畅、密切观察生命体征。

七、踩踏事件现场急救中需澄清的错误认识

踩踏事故发生时，多为群体伤，伤者人数多，病情重，现场拥挤，专业救援力量难以迅速到达出事地点。此时现场目击者的现场急救尤为重要。然而，对于踩踏事件现场急救社会上流传着以下错误认识：①认为踩踏事故伤者多为肋骨骨折等内出血，心肺复苏的按压会加速患者死亡。②有人认为"对因踩踏所致的挤压综合征，传统的心肺复苏几乎无效。即使我在现场，可能也是无功而返。重要的是教会大家如何避免挤压综合征的发生……"

这两种观点都是错误的。

在踩踏事故现场，心肺复苏用于心脏骤停伤者，应该是没有禁忌证的。

与心源性心脏骤停比较，踩踏事故现场准确判断伤者是否有心脏骤停的要求更高。例如路边有人无诱因倒地，考虑心源性心脏骤停给予胸外按压，即使误判（患者仅仅失去意识，并没有发生心脏骤停），胸外按压造成损伤的机会也比较小，即使有所损伤，也很少会致命。

然而踩踏造成的可疑心脏骤停，可能同时存在肋骨骨折、内脏出血，如果误判，给没有心脏骤停的伤者实施了胸外按压，将可能加重患者损伤，甚至死亡。

但是，当你通过伤者反应、呼吸、颈动脉搏动 3 项指标评估确定伤者心脏骤停时，此时无论患者是否合并内脏损伤，心肺复苏都

是首要且唯一的选择。无论何种原因的心脏骤停，不做心肺复苏必死，做心肺复苏还有一线生机。

如果是伤者胸廓踩踏受压后完全塌陷，那自然已经不具备胸外按压的基本条件，也不需要复苏，可以直接宣告死亡。

当然，创伤导致的心脏骤停，现场心肺复苏成功机会较小。然而，对于因压迫窒息导致的心脏骤停患者，早期心肺复苏，起死回生的机会还是较大的。

另一个问题，挤压综合征是踩踏伤的主要致死原因吗？挤压综合征伤者心脏骤停给予心肺复苏无用吗？挤压综合征的成因是：富肌肉组织如四肢，长时间挤压，肌肉组织缺血缺氧致横纹肌溶解，解压后肌红蛋白释放，导致肾衰竭、酸中毒、高钾血症。

而踩踏事故伤以压死、踩死为主。尤其是此次上海踩踏事件，发生过程持续时间不到 15 分钟，导致挤压综合征的可能性极小。因此，用挤压综合征来否定心肺复苏急救的说法是毫无道理的。临床上可通过心肺复苏挽救许多高钾、酸中毒引起的心脏骤停患者，当然同时需要针对病因进行处理。正是心肺复苏为纠正病因赢得时间。

八、上海踩踏事件现场急救中的亮点及暴露出的不足

（一）上海外滩踩踏事件现场急救中的可圈点之处

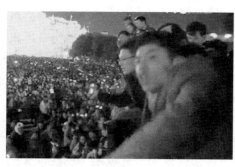

图 4-48　外滩踩踏事件中的"后退哥"

上海外滩踩踏事件现场急救中值得肯定的做法有以下几点。

（1）"后退哥"传递了正能量。2015 年 1 月 1 日，一段视频在网络流传。视频记录的是踩踏事件发生时，外滩观景平台上有数名年轻人大声喊"往后退"，

不断给人群予以提醒。这些年轻人被网友称为"后退哥"（图 4-48）。外滩踩塌事件的亲历者受访回忆起那场可怕的事件时，几乎都提到了一个至关重要的声音："后退！""后退！"正是这个简单的词汇扭转局面，挽救了无数人的生命。

（2）上海 120 在接到报警电话后第一辆救护车在 8 分钟赶到现场，在最短的时间内共调集 19 辆救护车投入事件现场救护与伤员转运工作，并在现场实行急诊分诊，按伤情挂伤卡分级转运。

（3）上海瑞金医院、上海市第一人民医院、长征医院等在接到报警电话后，在第一时间按照应急预案调集医护人员投入伤员接纳与抢救工作，抢救工作紧张有序。后阶段治疗工作，重伤员全部转入 3 家三甲医院，且医疗专家与重伤员实行一对一救治。

（4）长征医院的一名影像科医师以及来自温州儿童医院的一名护士和一名医学生分别主动投入现场急救。

（5）现场群众主动维持现场，手拉手做人墙，为伤者留出抢救空间，为救护车让出通道。

（二）上海外滩踩踏事件现场急救中的暴露出的不足

从参与现场急救的温州儿童医院的吴护士的陈述及现场图片中，我们发现：

（1）伤者众多，而有能力参加施救者少。警察是第一目击者，但多数不会现场急救。

（2）部分警车转运伤者时搬抬方式不规范，没有基本的颈椎、腰椎保护，甚至转运途中没有持续进行心肺复苏。

八、对国内多起踩踏事件的反思

国内连续发生多起踩塌事件向我们敲响了警钟，必须深刻反思并采取强有力措施杜绝此类恶性事件的发生。

反思一：全社会都要增强风险意识
中国正处在社会转型期，既遭遇世界各国共同面临的所谓非传统安全问题，还有由于历史、国情和发展阶段所表现出来的特殊性，人口规模大、密度高、风险杀伤力大、抗风险能力较弱；各种流动性叠加，促使风险交织，容易产生连锁效应；个人、阶层和社会共同体之间的信任程度比较低，合作意愿也不强；政府权力过于集中，社会力量的作用还不明显，风险责任分担体制尚未建立起来。遇到突如其来的自然灾害或安全事件，对于居民集中的地方，公共设施硬件短缺技术手段不强，人员素质参差不齐，造成的破坏尤为巨大。

现代意义上的风险，人为造成的危害大大超过了自然风险的危害，人们追求效率、快节奏和寻求刺激的生产生活方式也随时随处隐藏着风险。对于上海这个流动人口已达四成的超大规模都市，条条块块，纵横交错，人流、密度、交通形成严峻的环境压力，以及经常性大型集会活动，稍有不慎，各种隐患就可能转变为灾难。

政府如何增强化解危机的能力，民众如何在应对风险中保持良好心态，遵守行为规范，是更好地维护社会秩序、实现公共福祉的治理之道。从外滩踩踏事件看，对于不期而至的社会风险，人们还没有很好的心理准备和体制准备。

反思二：学习别人化险为夷的本领

现代安全事件往往具有几个明显特征：一是大面积，类似核泄漏、埃博拉病毒这类风险跨地区传播并迅速蔓延，乃至造成世界性的恐慌。二是安全事件所涉及的范围，没有人可以幸免，其影响常通过现代传播手段迅速放大，还会造成次生危害。三是突发性，人们对潜在的风险知之甚少，而现有的保险手段又无法加以覆盖，有些避险措施本身也可能包含新的风险，在不知不觉中突然爆发。四是复合性，有的安全事件，由于处置不力或引发后遗症，还会转变为政治风险。而现行教育传播体系中很少有这方面的知识内容及应对办法。

公共安全教育要融入不同层次的各门学科，特别是通识类、修养类课程的教学。社区教育活动也应在潜移默化中培养公共安全意识和面对危险时的应急能力。公众通过各种途径加强对有关风险的了解，增强可能遭遇风险的心理承受度及预防处理突发事件的手段储备。

近年来，海内外对公共安全事件加强了防范，也有不少成功的经验。例如，多年前中国香港兰桂坊跨年踩踏事件后形成的措施一直沿用至今，具体措施包括大型集会活动预估人数规模、采用单向疏导及出入口分流、设立警务观察站、提供急救设施。再如，10 年前英国成功应对伦敦附近的油库大爆炸，政府、社会组织闻风而动，及时采取有效措施把损失降到最低限度，没有造成一例伤亡。通过公共安全教育，让公众及时知道自己身处什么险境，如何服从指挥，如何选择脱险，公众就不会惊惶失措、无所适从。这些都值得我们认真学习与借鉴。

反思三：遵守规则是良好秩序的前提

现代社会流动性大，陌生人多，只能靠制度、规则来建立和维持秩序。当今中国，已经从封闭走向开放，人流从分散趋于密集，必然对制度、规则产生越来越强烈的需求。中国要建成一个法治国家，必须建立和完善法律法规，这是公共理性之必然。但是，许多现有的、有效的制度和规则虽然早已制定，但并没有让大家感到敬畏并自觉遵守，这是最可惜的。

由于对规则的漠视，人们的行为往往表现为较强的随机性和偶发性。好的规则，必须是平衡的，能使最大多数人受益，是可行的、可操作、可衔接，是稳定的，可以产生可靠的预期，以及对违规行为必须有的警告和惩罚。上海踩踏事件发生后，职能部门、警方、救助、医护、媒体都尽了大力，也非常辛苦。但从各方反应看，似乎还是比较乱，离上海作为世界级大都市应有的井然有序的形象相距甚远。由此可见，公共规则的制定和遵循，对于应对突发事件是何等重要。

反思四:做好防患于未然的各门功课

大型集会活动,一定要控制人数规模,减少中心场地空间压力;应急预案必须着眼于最坏的可能性、能力最弱的人群和最明白的防范警示,包括鲜明的安全标志、合理配置警力、走道严格分流、防拥挤网格化、疏散出口的设计等;现场一定要留有生命通道,严禁任何人占用。上海外滩踩踏事件的当晚,发生事件广场附近人群高度聚集,而警力没有跟上,一个重要原因就是延续3年的灯光秀跨年活动变更,现场许多人却并不知道。

安全教育要从平凡小事做起,养成遵纪守法的好习惯。如果大家都具有较强的防范意识,就能在相当程度上阻止或延缓安全事件的发生;即便发生了,也能尽量减少其造成的危害。

安全事件的应急和善后处置,对政府的综合协调和快速反应能力提出了更高要求,而这些能力建设都必须有组织上制度上的保障,真正做到临危不乱、指挥有力、责任明确、应对有序。

无论积极预防,还是紧急应对,所有环节都应纳入法制轨道,相关职能部门和广大民众齐心协力,各司其职,互相配合,是提高风险治理绩效的"王道"。

第七节　院前急救在灾难和公共卫生事件中的作用

一、院前急救在灾难和公共卫生事件中的作用举例

（一）2008 年汶川地震

从 2008 年 5 月 17 日至 31 日,全国各省区出动医务人员 5 000余人,通过 21 次专列、99 架包机以及万余次救护车的运送,从四川地震灾区向北京、天津、上海、辽宁、浙江等 20 个省（市、自治区）

340 多家三级医院转送地震伤员近万名，为最大限度改善地震伤员治疗条件、保护伤员健康创造了有利条件（图 4-49）。汶川地震中，自 5 月 12 日至 13 日下午 3 时，成都 120 派出 450 辆次救护车赴四川地震灾区，转移 5 800 名伤员至成都，使他们能接受较高水平的医疗救治。

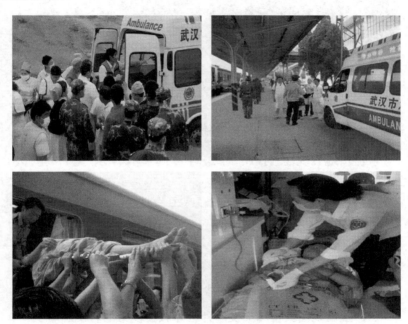

图 4-49　汶川地震中各省区出动医务人员向 20 个省市自治区转送地震伤员

（二）2003 年非典

在 2003 年全国非典大流行中，北京累计非典确诊病例 2 521 例，占我国大陆地区 47.32%，占全世界 29.93%。从 2003 年 3 月 12 日至 7 月 22 日，北京急救中心共转运:疑似和临床诊断非典患者 2 790人次，出车 1 173 次，零散转运非典患者 215 人次，批量转运患者2 400 人次,转运重症非典患者 175 人次,转送发热患者约 2 700 人次,调度北京各区站转送发热患者约 8 500 人次（图 4-50），为全国非典防治作出了巨大贡献。

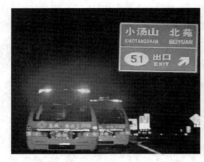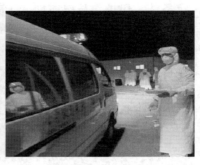

图 4-50　北京急救中心向小汤山转运非典患者

二、从汶川地震对卫生应急体系的反思

从汶川地震现场救援中暴露出不少问题和不足，笔者对我国卫生应急体系建设有如下思考。

（1）我国应建立和完善院前医疗卫生救援工作模式，包括应急管理机制，以协调各机构的活动。

（2）应建立外援医疗队联席会议制度，指导建立现代紧急医学救援服务链，包括移动医院、急救车、中转站、帐篷医院等。

（3）必须长期对全民进行急救知识普及，提高自救互救能力。

三、提高我国灾害和突发事件应急救援能力的若干思考

（1）尽快制定《中华人民共和国急救法》或制定地方现场急救条例。

（2）加强院前急救网络建设，缩短院前急救半径和急救反应时间。

（3）尽快解决院前急救医疗机构和人员的定位问题。

（4）普及全民急救知识，提高自救互救能力。打破红十字会一家垄断市民急救培训局面，依靠社会力量办市民防灾学校普及全民急救知识和防灾救灾知识。

（5）提高急诊（院前和医院急诊科）医护人员创伤和复苏救治水平（有计划推行 ACLS 和 ITLS 课程）。

（6）培养一批灾害现场救援管理专家。

第五章 >> ─────────────────────────────◎

马拉松比赛中猝死的现场急救

第一节　概　述

一、马拉松赛的由来

　　马拉松原为希腊的一个地名，公元前 490 年希腊军队在马拉松河谷以少胜多，打败入侵的波斯军。当时担任传令兵的菲迪皮得斯，奉命把这一胜利消息迅速转告固守待援的雅典。这名尽忠职守的士兵从马拉松一直跑到雅典，抵达时他已经精疲力尽，只说了一句"我们胜利了"就倒在了广场上。

　　1896 年首届奥运会之前，法国语言学家米歇尔·布里尔写信给顾拜旦，建议在奥运会田径赛中专门增设一项马拉松比赛，他还捐献了一座"布里尔银杯"作为对冠军的奖赏。在雅典举行的第 1 届奥运会上，为了纪念菲迪皮得斯，马拉松赛采用了昔日这位希腊战士所跑过的路线，从马拉松至雅典全程近 42 km。当希腊选手斯皮里东·路易斯第一个冲进运动场时，全场欢声雷动，希腊国王乔治一世甚至亲自步下观礼台来迎接这位凯旋的英雄。所有人都认为斯皮里东维护了希腊的民族精神，他们把希腊民族英雄的称号颁给这名马拉松运动员，并把他称作"奥林匹克之魂"。

二、历届马拉松比赛中发生的猝死

近 10 年来，世界历届马拉松比赛中发生了数十起猝死事件，现列举如下。

（1）2005 年，墨西哥城马拉松赛，一名 52 岁的当地人突发肾衰竭身亡。

（2）2007 年 1 月 3 日，美国著名长跑运动员瑞安·谢伊在纽约市中央公园举行的 2008 年奥运会全美马拉松选拔赛中突然晕倒，送医院抢救无效身亡，年仅 28 岁。

（3）2008 年 11 月 2 日，在美国纽约国际马拉松比赛中共有两名参赛选手在跑完全程后撒手人寰。这是继 2007 年 10 月以来，在美国举行的各类马拉松赛上出现的第七起死亡事故。据纽约警方介绍，来自巴西的 58 岁参赛选手卡洛斯·戈麦斯在跑完比赛后称自己感觉不舒服，赛会急救车马上把他送往曼哈顿一家医院抢救，可惜为时已晚。据该医院验尸员 3 日证实，戈麦斯是死于心脏病。不过，另一位不幸者的死因至今没有得到证实。

（4）2009 年 3 月 22 日，罗马马拉松赛中，一名 46 岁的意大利男选手在赛后突发心脏病猝死。死者名叫马可-弗兰泽西，据悉该选手是一名非常有经验的马拉松运动员。弗兰泽西以 3 小时 30 分顺利完成整个比赛，当时并未发觉有身体不适症状。然而，赛后 1.5 小时之后，弗兰泽西的心脏却停止了跳动。

（5）2009 年 10 月 18 日，在美国第 32 届底特律马拉松赛进行中竟然有 3 名选手在 16 分钟内死亡。这届马拉松赛有 19 000 名参赛选手参加。当天 9 点 02 分，36 岁的丹尼尔·兰顿在 18~19 km 的标号附近突然倒地。虽然工作人员迅速将丹尼尔送进了医院，但仍未能挽回他的生命。15 分钟后，在离丹尼尔死亡地点不过几十米的地方，65 岁的老人里克·布朗也突然倒地。仅仅又过了 1 分钟，一名刚刚冲过半程马拉松终点线的 26 岁小伙子费伦也倒地不省人事，成为这一天悲剧的最后一个遇难者。

组委会负责人在赛后公布了这 3 名遇难者的死因：36 岁的丹尼

尔和 26 岁的费伦都是因为心脏病突发猝死，而 65 岁的里克却是因突然昏厥倒地，头部重重摔在地上，脑部受创致死。这是底特律马拉松赛创办 32 年来第二起参赛者死亡事件。很多人猜测，天气是造成 3 人死亡的诱因。比赛是在早上 7 点多钟开始的，当时温度只有 28℃，非常适合马拉松比赛。但比赛进行了 2 小时后，气温陡然升至 41℃。炎热的天气造成一些选手脱水，也造成了 65 岁的里克昏厥。不过，专业的跑步教练凯斯·汉森却并不认为高温就是夺取 3 人生命的罪魁。

（6）2010 年 10 月 14 日，在美国圣地亚哥"银滩半马拉松公开赛"上，32 岁的华裔参赛者刘峰在跑到离终点不到两里处突然倒地，陷入昏迷，送医院抢救无效宣告死亡。在这次事件发生 6 个月前，在橙县的柯斯塔梅沙也有一名华裔参赛者在跑"半马拉松"过程中不幸猝死。该名死者是当地希尔顿酒店的总经理乔佛瑞赵，他倒地处离终点线仅 100 m。

（7）2011 年 10 月 16 日，一名 27 岁男子在加拿大湖滨马拉松赛途中距离终点线只有数百米之遥猝死。赛事医疗总监明纳斯在声明中表示，在距离"丰银多伦多湖滨马拉松"终点线大约 300 m 处，该男子倒下了，旁边人士立即对其实行心肺复苏术，男子被送医院后宣告不治。

（8）2011 年 11 月 20 日，在美国费城举办的马拉松比赛上，2 名参赛者因心脏病突发死亡。其中一名 21 岁亚裔男子在终点倒下，另一名 40 岁的白种人男子在距离终点线 0.4 km 处倒下。2 人均被送往附近医院，随后医生宣布两人因心脏病突发死亡。

（9）2013 年 4 月 14 日，一名 23 岁男子在参加英国布莱顿马拉松赛途中因突发心脏病死亡。这名据称来自伦敦的男子在比赛中途突然倒地，医务人员立刻在现场对他进行救治，随后将他送往医院治疗，医生对他心脏进行了手术治疗，但仍然未能挽救他的生命。在上一年的伦敦马拉松赛上，一名 30 岁的女美发师在距离终点不到 2 km 时跌倒，最终不治身亡。

（10）2013 年 9 月 8 日，在布达佩斯 8 日举行的半程马拉松赛中，一名 27 岁的外国男性在途中猝死。据赛事的举办方布达佩斯体育办公室发表公报说，这名选手在 20 km 处突然昏倒，尽管医生进行了及时抢救，但依然没能挽救其生命。

（11）2004 年北京国际马拉松赛跑中，共计有 13 名参赛运动员途中被紧急送往医院抢救，其中 2 名男子猝死。当天上午 11 时左右，在比赛现场 17 km 处，一名 20 岁的运动员突然倒地，急救医生现场进行施救后，随即送往附近的海淀医院抢救，最后抢救无效死亡（图 5-1）。

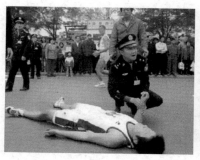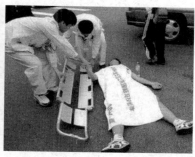

图 5-1　运动员猝死现场

另一名被送往安贞医院的男子也因抢救无效身亡。死者生前是供电局的职工，已经退休。死者弟弟称，哥哥平时喜欢锻炼，身体从未出现过异常现象。

（12）在 2005 年 10 月 16 日上午举行的 2005 年北京国际马拉松赛中，一名参加全程马拉松比赛的王姓选手不幸猝死。组委会提供的消息说，16 日上午 10 点 30 分，在比赛第 27 km 点的志愿者发现一名选手晕倒，立即报告指挥部同时开展初步急救工作。30 秒内救护车赶到现场进行抢救处理，并随后将该名选手送到北京大学第三医院进行抢救。虽经抢救，该名参赛选手还是不幸身亡。

（13）2008 年 11 月 30 日，在上海国际马拉松赛中，华东理工大学法学院研究生李东方在参加半程马拉松比赛时突然倒地，后抢救无效身亡。当时他距离终点仅有 200 m。据医师介绍，李东方是跑至闵行区顾戴路一带突然倒地的，现场急救后迅速由救护车送至附近的闵行区中心医院。到院检查心电图已呈直线，呼吸与心跳全无。虽经医务人员数小时的抢救，最后仍不幸去世（图 5-2）。

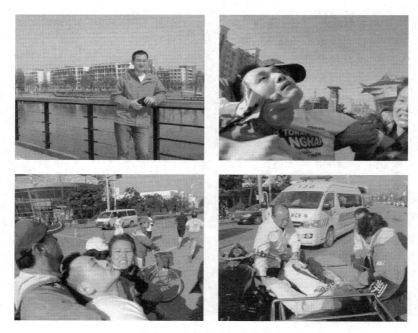

图 5-2　李东方现场抢救情景

（14）2012 年 11 月 18 日，在广州马拉松赛上，广州一名学生选手冲过终点后直接倒地，其呼吸和心跳停止，医生紧急心脏按压和电击除颤未见效。最终，该选手抢救无效死亡。

2012 年 11 月 27 日凌晨，广州马拉松另外一名休克选手丁喜桥抢救无效宣告死亡。在此之前，丁喜桥一度恢复自主心跳与呼吸，并出现意识，但昨天下午病情发生急剧恶化，最终还是未能留住他年轻的生命。

（15）2012年2月5日，在第16届香港国际马拉松赛中一名男选手晕倒，当时就接受了人工呼吸和心肺复苏急救。但在被送往医院后，该选手被证实死亡。除此之外，另有两名男女跑手一跑完就失去知觉。这名猝死选手曾多次参加马拉松，2001年曾参加10 km赛事，2011年参加过半程马拉松，全部都能完成。

（16）历史上发生死亡人数最多的马拉松比赛是2008年英格兰北方半程马拉松比赛，4名男选手在9月的比赛中猝死。

（17）2014年12月13日，在珠海国际半程马拉松比赛中一名选手猝死。比赛过程中，一名30岁的男性在距其出发点约20.2 km处突然倒地。3分钟内，参与医疗保障的120救护车赶到，现场检查时，选手已神志不清，呼之不应，双侧瞳孔散大。在进行心肺复苏后立即送医院抢救，4个多小时后宣告不幸死亡（图5-3）。

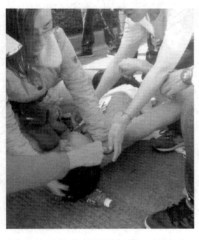

图5-3 珠海半程马拉松赛一例猝死

（18）2014年11月9日，45岁周姓男子参加中国台湾米仓田中马拉松42 km全程马拉松赛，在第31 km处休克，送医不治。男子并无心血管相关病史，但赛前患感冒，疑抱病硬撑参赛。

（19）2014年7月19日，张家口康保草原国际马拉松赛中，一名50多岁选手发生意外，在半程赛道约18 km处晕倒在地，随后送医抢救无效死亡，死亡原因诊断为心脏猝死。后经组委会核实，该选手是非正式报名参赛选手，使用他人参赛号码参加半程项目比赛。

（20）在2014年5月25日举办的昆明高原国际半程马拉松赛上，当时21岁的大一学生冯某，在男子组半程马拉松赛进行到1小时24分钟时出现步伐不稳等情况，随即被救护组送往医院，经抢救无效死亡。另外，还有 9 人因出现不适症状而就医，1 名非洲专业选手在比赛中中暑（图 5-4）。

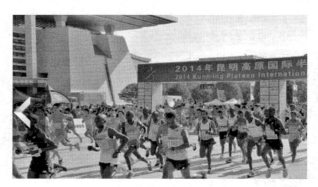

图 5-4　昆明高原半程马拉松赛现场

（21）在 2014 年 3 月举行的苏州环金鸡湖半程马拉松赛上，一名 25 岁女选手在半程马拉松比赛中跑到 18 km 处突然晕倒。当时选手意识不清，呼之不应，瞳孔散大，医务人员立即进行救护并及时送至医院抢救。经过持续心肺复苏后，选手曾一度恢复心跳，但经全力抢救无效，不幸去世。

第二节　降低马拉松死亡率的对策

一、马拉松赛的死亡率

关于马拉松的死亡率，国外也没有一个准确的数据。有数据说，世界范围内马拉松比赛的死亡率是 1/50 000；伦敦马拉松 27 年来有 71 万人参赛，8 人死于心脏病，死亡率为 1/89 000。《美国运动医学杂志》今年 5 月 18 日有文透露，近年美国马拉松死亡率为 7.5/1 000 000，男性死亡风险是女性的 2 倍。据《跑步世界》杂志介绍，研究表明平均每 7 万名马拉松参赛选手中，有 1 人会在比赛中或比赛后意外死亡。

二、马拉松赛猝死的主要原因

马拉松赛猝死的主要原因:心脏原因（绝大多数）、呼吸系统问题（少见）、发生昏厥后后脑着地（少见）。对于 0~39 岁的人群，运动中猝死概率依次是跑步、游泳和足球。40~59 岁最为危险的项目是高尔夫、跑步和游泳。而对 60 岁以上人群来说，门球、高尔夫和跑步最为危险。在整体上，跑步是导致运动猝死最多的项目，其次是高尔夫和游泳。

三、马拉松赛猝死的急救思路

1. 心源性猝死——CPR 结合除颤　应编织复苏救治网:1 分钟内 CPR，3~5 分钟内除颤。具体医疗保障设计为:每隔 100 m 安排一急救志愿者，每隔 200 m 放置 1 台 AED;全程马拉松赛的后半段，每 1 000 m 安排 1 辆救护车（配备急救医生及除颤监护仪、气管插管箱、氧气瓶等急救设备）。半程马来松的后半段（包括全程马拉松的后 10 km）按每 50 m 一急救志愿者，150 m 设置 1 台 AED，每 500 m 一辆救护车的要求配备人员设备。全程和半程马拉松的后半段建议安排跟跑自行车队，车上配置 AED。参加马拉松医疗保障的医务人员与参与医疗保障的急救志愿者在赛前应接受培训（医务人员培训时间半天，急救志愿者需接受 2 天的初级急救培训）。

2. 呼吸系统问题（严重支气管哮喘发作等）引起的猝死——CPR 结合气管插管　出现低头样呼吸，氧饱和度低于 85% 时应及早施行气管插管。

四、抢救马拉松猝死的三大实用急救技术

1. 徒手 CPR　参与医疗保障的志愿者和医务人员均须熟练掌握 CPR。

2. 心脏电击除颤术　参与医疗保障的志愿者需熟练掌握 AED 除颤技术，医务人员需熟练掌握除颤监护仪的使用技术。

3. 气管插管术 参与医疗保障的 120 医生均需掌握气管插管技术,参与保障的医院医护人员需有 50% 以上熟练掌握气管插管技术。

五、世界各国应对马拉松赛猝死的对策

国内的马拉松赛事在最近 5 年呈爆发式增长, 从 2011 年的 22 场增长到了 2015 年的 56 场。大型赛事的安全一直是组织工作的重中之重, 除了在起跑和跑动中注意踩踏、跌倒事故外, 马拉松导致的猝死事件也越来越受到竞赛组织方的重视。

在全世界马拉松比赛中, 以东京马拉松最抢眼, 从 2007 年创办至今仍保持零死亡记录。先来看看马拉松猝死的主要原因, 90% 以上的长跑猝死者都是心脏事件所致。在日本, 心肺复苏术已被列入公民基本应急救助教程。一旦有人在马拉松赛事中倒下, 现场 600 多名医疗志愿者很快就能在 2 分钟内实施急救。至于体外除颤器, 全程配备了 66 台, 一部分还被安放在跟跑的自行车队上, 保证 4 分钟的黄金时间内消除患者的心室颤动。

日本东京马拉松的现场救助体制, 首先是在现场设立救助站。救助站前半程每 5 km 设立一个, 包括医生和护士以及消防人员, 后半程 2~3 km 设置一个。每隔 3 分钟左右的路程会有 2 人一组的志愿者, 携带心脏除颤仪, 在路边待命。除此之外, 还有骑自行车的移动救助人员携带心脏除颤仪、身穿红色的救助服跟随跑步队伍出发伴行, 还有 18 名医生在队内跟随跑步者一起跑步, 这些移动救助人员都会携带 GPS 定位系统, 总指挥部会对他们所在的位置进行实时跟踪。这样做的目的是为了早发现、早救治。如果医生坐在救助站里, 只等着事情发生的话, 那么在两个救助站的中点出现问题, 等医生跑 2 km 到达事发地点, 患者早已心跳停止猝死。2009 年日本著名喜剧明星松村邦洋在现场倒地后, 救护车抵达的时候是他倒地 10 分钟, 而这时他已经被移动救助人员利用除颤仪重新启动心跳救活了, 在送往医院进行了 12 天疗养后他就恢复了健康。

此外, 在赛前对健康问题进行宣传, 做到每一个人都预知马拉

松赛事的危险也十分必要。一名老年人在马拉松中心脏停止跳动跌倒，他身边的一名5年级少年跑去叫救助人员，最后帮助这名老人心肺复苏成功，这就是事先宣传工作的结果。到目前为止，东京马拉松没有出现过人员猝死的事件。

北京马拉松从2005年开始，也没有再出现过运动猝死事件。我国的组织者不断学习外国的先进经验。在马拉松比赛中，出现心跳停止，移动医疗人员、学习了救护知识的志愿者立刻对患者使用除颤仪后，挽救率可以达到89.4%，比起救护车和救护所来得更快。移动人员、街边事先安排的工作人员在救护中的工作比救护所里待命的医生更为重要，因为他们可以第一时间赶到出事地点，时间就是生命。

六、马拉松猝死现场急救的关键

马拉松赛医疗保障实现零死亡的关键是：树立信心，勇于实践，周密布置，规范处置，真正做到有所作为！

第六章

现场复苏三大实用急救技术的操作步骤及考核评分表

第一节　现场成人CPR操作步骤及考核评分标准

笔者在长期从事实用急救技能培训的实践中，拟订《现场成人CPR操作步骤及考核评分标准》，供急诊医学同仁参考。

一、现场成人CPR考核操作步骤

1. 判断环境安全性　患者发病，已倒在地上。抢救者应迅速赶往现场，环顾四周，评估周围环境确定安全后说："环境安全。"

2. 放好体位　放好患者体位，抢救者采取正确的位置。抢救者一手握住患者颈肩部，另一手握住髋关节（髂前上棘），将患者身体做整体翻转，将患者以仰卧状放在平直地板上。抢救者跪在患者一侧。

3. 判断意识和呼吸　抢救者拍患者双肩大声呼喊："喂，您怎么啦？您醒醒啦！"患者未应答即视患者为无意识；随即抢救者观察患者胸部起伏5~10秒"，如患者胸部无起伏或仅有喘息样呼吸，则视患者无呼吸或呼吸不正常。

4. 启动急救系统　抢救者用手做打电话动作，说："拨打120，拿 AED"。或说一声"启动急救系统"。

5. 检测颈动脉　抢救者用一手的食指和中指检测患者颈动脉5~10 秒。检测之前先找准颈动脉位置，用食指和中指摸到患者喉结后下移 2 cm 至胸锁乳突肌内侧，即是颈动脉位置。

6. 定位、胸外心脏按压　如患者无颈动脉搏动，说："患者无颈动脉搏动，需紧急复苏"。随即给予胸外心脏按压。按压前先定位：抢救者靠近患者下肢侧的食指与中指沿着患者肋缘往上摸，中指按患者剑突切迹，食指紧靠中指，另一手的掌根靠近食指，按压手掌根与患者胸骨下部重叠，抢救者两手交叉，手指向上提，抢救者手臂与患者胸部垂直，不能弯曲，按压手手掌不能离开患者胸壁；按压深度成人为至少 5 cm，按压频率至少 100 次 / 分，按压与弹回时间各 50%，做 30 次胸外心脏按压。

7. 打开气道，缓慢通气 2 次　用仰头举颏法打开患者气道。气道打开后，抢救者一只手的小鱼际按住患者额部，另一手用食指和中指捏住患者鼻子，抢救者的口包住患者的口，做口对口吹气，每次吹气 1~1.5 秒，停顿 2 秒，再做第二次吹气。每次吹气的潮气量为 500~600 ml。

8. 胸外心脏按压与通气的比例　按压与通气比例为 30:2，连续做 5 个循环。

9. 再检测循环和呼吸　最后通气 2 次后，再检测颈动脉搏动（同时判断呼吸）5~10 秒。

10. 气囊面罩通气　用 CE 手法演示气囊面罩通气操作 2 次，报告 CPR 操作完毕。

注意事项：①患者倒地时为侧卧，由工作人员扶住模拟人。②每一参赛队员记录吹气与胸外心脏按压总的准确率（机器记录），个人单项名次以裁判打分的总平均分为主，参考机器记录后决定名次（可拟定按压与吹气不合格 1 次的扣分分值，然后累计扣分）。③本操作步骤主要为徒手 CPR 设计，吹气时用呼吸面膜，最后 2 次气囊面罩通气是为测试操练者掌握气囊面罩通气技术（CE 手法）的熟练程度而设计的。

二、现场成人CPR操作考核评分标准

现场成人 CPR 考核评分标准见表 6-1。

表 6-1　成人 CPR 操作考核评分表

医院 / 部门：＿＿＿＿＿＿＿＿＿＿　　姓名：＿＿＿＿＿＿＿＿＿＿

步骤	内容	分值	扣分标准
1	判断环境	5	不判断　−5 分
2	放好体位	5	未做　−5 分
			未做整体侧翻或身体扭曲　−3 分
			手法不正确　−2 分
3	判断意识和呼吸	15	不判断　−15 分
			摇、拍患者头部　−5 分
			不呼叫患者　−5 分
			未看患者胸部起伏　−5 分
			观察患者胸部起伏时间过短　−3 分
4	启动急救系统	5	不启动　−5 分
			表达不完整　−2 分
5	检测颈动脉搏动	10	未检测颈动脉　−8 分
			检测部位不对　−3 分
			检测时间太短　−3 分
			测量手法不正确　−2 分
6	胸外心脏按压	25	位置不正确　−5 分
			姿势不正确　−5 分
			深度不够　−5 分
			频率过快过慢　−5 分
			未弹回即按压　−5 分
7	打开气道, 缓慢通气 2 次	15	未做　−15 分
			吹气动作不正确　−4 分
			潮气量过大过小　−3 分
			通气时间太短　−3 分
			未打开气道吹气　−4 分

续表

步骤	内容	分值	扣分标准
8	胸外按压人工呼吸	10	未按 30:2 比例　－3 分
			未做足 5 个循环　－5 分
			最后未做 2 次呼吸　－3 分
9	再判断呼吸和循环	5	未判断　－5 分
			单判断其一　－2 分
	CE 手法通气 2 次	3	未做　－3 分
			动作不准确　－2 分
			面罩位置不当或面罩漏气　－2 分
	操作顺序准确、流畅	2	顺序不准确流畅酌扣 1～2 分
	满分	100	实际得分

考官：　　　　（签名）

第二节　现场除颤术操作流程及考核评分标准

笔者在长期从事实用急救技术培训拟定《现场除颤术操作流程及考核评分标准》，供急诊医学同仁参考。

一、现场除颤术操作流程

1. 检查和准备

（1）准备物品：纱布与导电膏，纱布放在适当位置（除颤监护仪与气囊面罩由考核方准备，图 6-1）。

（2）打开导电膏盖并放在适当位置（图 6-2）。

（3）开机看电量是否充足，报告："电量充足"（图 6-3）。

（4）选择导联至手动式（PADLLE，图 6-4）。

（5）检查除颤电极板是否完好，导线连接是否正常：双手同时取出除颤电极板，把两块电极板放左手握住，用右手检查电板是否完好，与电板相连的导线连接是否正常。报告："电板完好，导线连接完好"（图 6-5）全部检查与准备在 30 秒内完成。

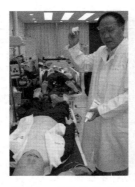 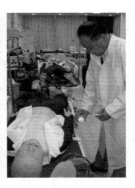

图 6-1　准备物品（纱布与导电膏）　　图 6-2　打开导电膏并放在适当位置

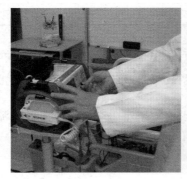 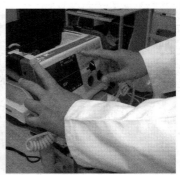

图 6-3　开机看电量是否充足　　图 6-4　选择导联至手动式

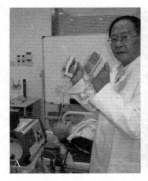 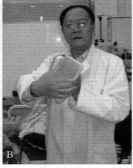 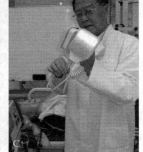

图 6-5　检查电极板及导线

2. 操作方法

（1）用纱布擦净患者胸部皮肤（图6-6）。

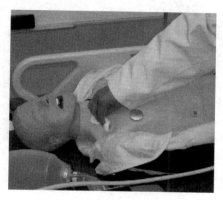

图 6-6 擦净患者胸部皮肤

（2）将除颤电极板放患者胸部规定位置（胸骨右侧锁骨中线第2肋间及左腋中线第4~5肋间）测心律，显示患者心律为心室颤动并报告："心室颤动，须紧急除颤"（图6-7）。

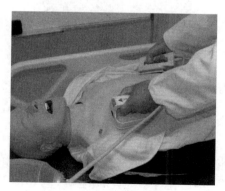

图 6-7 用电极板测心律

（3）选择非同步模式，选择能量：一手握住双电极板，另一手选择非同步模式，选择除颤能量200J（双相波）。如果电量低于200J，调至200J，模拟操作时再调低至10J以下（图6-8）。

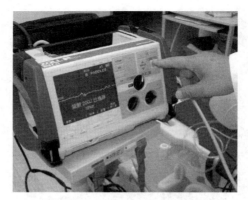

图 6-8　选择除颤模式及能量

（4）均匀涂导电膏：在电极板上涂导电膏，将两块电极板对搓，使导电膏均匀分布于电极板（图 6-9）。

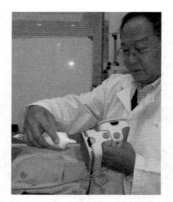

图 6-9　均匀涂导电膏

（5）充电：将电极板放在患者规定位置，适当加以压力；按电极板充电键，说："充电，让开！"连喊两遍（图 6-10）。

（6）除颤：待充电完毕，说："除颤，让开！"连喊两遍。环顾四周，确认没有人接触患者，压紧电极板，同时双手拇指按压电极板上两个放电钮进行电击（图 6-11）。

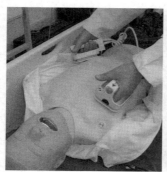 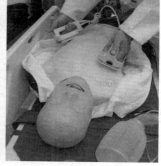

图 6-10　充电　　　　　　　　图 6-11　除颤

（7）观察心电图情况：电击后电极板在患者胸壁停留 10 秒，观察心电图波形。若恢复窦性心律，报告："恢复室上性心律，除颤成功"。

（8）移动电极板，关机（图 6-12）。

（9）用纱布擦净患者胸壁皮肤并清理电极板（图 6-13）。

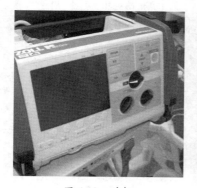 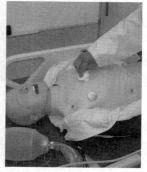

图 6-12　关机　　　　　　　图 6-13　除颤后再次清洁
　　　　　　　　　　　　　患者胸壁皮肤

（10）电极板归位。

（11）向主考官报告："除颤操作完毕"。

二、现场除颤术的考核评分标准

现场除颤术的考核评分标准见表 6-2。

表 6-2　现场除颤术操作考核评分表

组别（　　）选手编号（　　　）

评委签名：

步骤	操作内容	标准分	扣分标准	实扣分
准备	相关物品（导电膏、纱布）摆放有序，打开导电膏盖	5	乱摆放（-2分），未打开导电膏盖（-3分）	
	开机（开机1分），选择导联，调至手动式位置（2分），报电量充足（2分）	5	未开机（-1分），未选择导联，未调至手动式位置（-2分），未报电量充足（-2分）	
	检查电极板与连线(3分)，报电极板完好（2分），连线正常(2分)，迅速擦干患者皮肤（3分）	10	未检查电极板与连线(-3分)；未报电极板完好(-2分)，未报连线正常(-2分)，未迅速擦干患者皮肤（-3分），擦干动作或部位不正确酌扣（1~2分）	
	用电极板测心律(2.5分)，报告心律情况："心室颤动,需紧急除颤"(2.5分)	5	未用电极板检测心律（-2.5分），未报告心律情况："心室颤动，需紧急除颤"（-2.5分）	
	以上准备时间不超过30秒	10	31~35秒（-5分），36~40秒（-8分），＞40秒（-10分）	
操作要求	选择非同步(5分)，能量选择正确(5分)，在电极板上涂以适量导电膏混匀（5分）	15	未选择非同步（-5分）；能量选择不正确（-5分），未在电极板上涂以适量导电膏（-5分），均匀动作不够正确酌扣（1~2分）	
	电极板位置安放正确(左、右电极板各2.5分)。	5	电极板位置安放不正确，每侧电极板各扣(1~2.5分)	
	电极板与皮肤紧密接触，不得歪斜（左、右电极板各2.5分）	5	电极板与皮肤接触不够紧密或歪斜，每侧电极板各酌扣（1~2.5分）	

步骤	操作内容	标准分	扣分标准	实扣分
操作要求	充电（2.5分），"请旁人离开"（2.5分）	5	未充电（-2.5分），未叫"请旁人离开"（-2.5分）	
	电极板压力适当（左、右电极板各2.5分）	5	电极板未施压每侧扣（-2.5分），施压力度不够每侧扣（-1分）	
	除颤前呼唤旁人离开（3.5分），环顾四周确定周围人员无直接或间接与患者接触（3.5分），操作者身体不能与患者接触（3分）	10	除颤前未呼唤旁人离开（-3.5分），未环顾四周确定无直接或间接与患者接触者（-3.5分），操作者身体与患者接触（-3分）	
	除颤仪充电并显示可以除颤时，双手拇指同时按压放电按钮电击除颤（3分），放电后电极板在胸壁停留10秒（2分）	5	未电击除颤（-3分），双手拇指未同时按压放电按钮或用双手食指按压酌扣（1~2分），放电后电极板在胸壁停留10秒（-2分）	
结束要求	心电显示窦性心律，报告"恢复窦性心律，除颤成功"（1分），移开电极板（1分），关机（1分），清洁患者胸部及除颤电极板（1分），电极板正确归位（1分）	5	未报告"恢复窦性心律，除颤成功"（-1分），其余操作步骤未做或做得不到位，每项扣（-0.5分或-1分）	
	全部操作超过60秒完成（0分），56~60秒完成（8分），55秒内完成（10分）	10	全部操作超过60秒完成（-10分），56~60秒完成（-2分），55秒内完成（-0分）	
得分：100- =			合计扣分	

第三节　气管插管术（经口）操作流程和考核评分标准

　　笔者在长期从事实用急救技能培训的实践中，拟订《气管插管术（经口）操作流程和考核评分标准》，供急诊医学界同仁参考。

一、气管插管术（经口）操作流程

　　1. 检查和准备

　　（1）准备 8 样器械：喉镜、气管导管、导芯、牙垫、注射器、润滑剂、听诊器、胶布。扫视一下 8 样器械，如无缺项，则说："器械齐全"（图 6-14）。

　　（2）喉镜装镜片、查光源，将其放在患者头部左侧（图 6-15）。

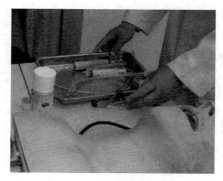

图 6-14　准备 8 样器械

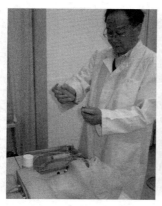
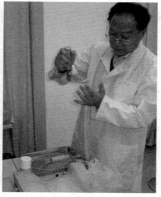

图 6-15　装镜片、查光源

　　（3）检查导管型号，测气囊是否漏气，以及置入导芯、塑形、润滑导管，将其放在患者右侧（图 6-16）。

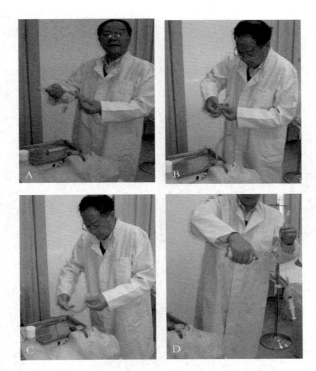

图 6-16　检查导管型号及气囊，润滑导管

（4）检查牙垫，将其放在患者头部右侧（图 6-17）。

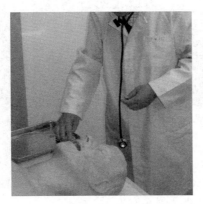

图 6-17　牙垫放在患者头部右侧

（5）准备胶布，长约 30 cm。黏在适当地方（图 6-18）。

（6）挂好听诊器（图 6-19）。

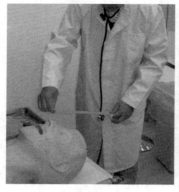 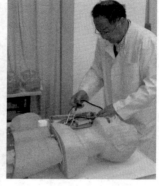

图 6-18　准备胶布　　　　　　图 6-19　挂好听诊器

2. 操作步骤

（1）采用仰头举颏法开放气道，不能回位（图 6-20）。

（2）CE 手法气囊面罩通气 2 次，胸廓应有起伏（图 6-21）。

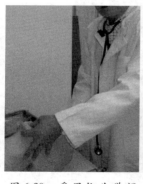 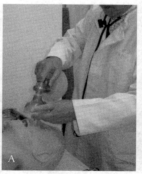 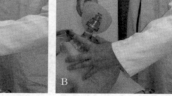

图 6-20　采用仰头举颏　　　图 6-21　CE 手法气囊面罩通气
法开放气道

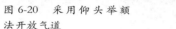

（3）右手拇指、食指张开患者口腔，并固定头部。左手握麻醉喉镜从患者口腔左侧放入，向上向前推进，看到悬雍垂、会厌，直到舌根与会厌交界处（图 6-22）。

（4）暴露声门，声门位置见图 6-23。

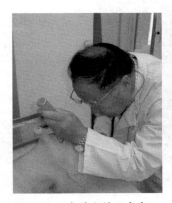

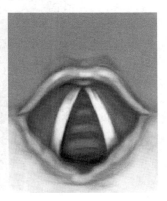

图 6-22　麻醉喉镜从患者口
腔左侧放入

图 6-23　声门位置

（5）右手插入导管，其深度要求在门齿处为 21~23 cm（图 6-24）。

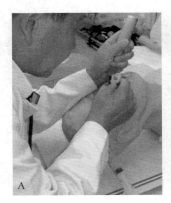

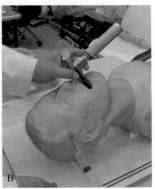

图 6-24　右手插入导管

（6）导管气囊注射 10 ml 空气。从打开喉镜到导管气囊充气为插管时间（图 6-25）。

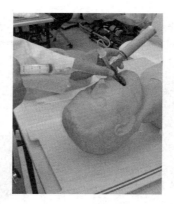

图 6-25　导管气囊注射 10 ml 空气

（7）球囊通气。随即助手拔出导芯并接上球囊通气（图 6-26）。

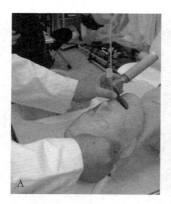
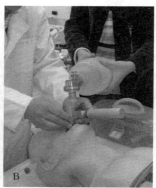

图 6-26　助手拔出导芯并接上球囊通气

（8）用听诊器听诊胸腹部五点（两肺尖、两肺底、胃部）的呼吸音，报告："位置准确"（图 6-27）。

（9）一手固定导管，另一手放置牙垫，牙垫缺口对准导管（图 6-28）。

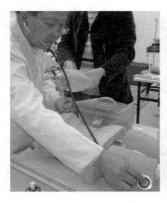 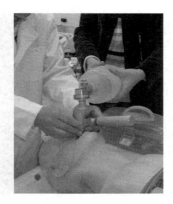

图 6-27　用听诊器听诊胸
腹部五点的呼吸音

图 6-28　一手固定导管，
另一手放置牙垫

（10）一手固定导管及牙垫，另一手拔出喉镜，并关闭喉镜电源（图 6-29）。

（11）头部复位，动作柔软无摔响，放置牙垫于唇齿之间，使其不能压迫口唇（图 6-30）。

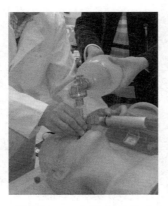 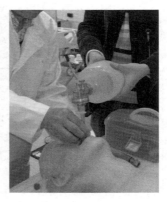

图 6-29　一手固定导管及
牙垫，另一手拔出喉镜

图 6-30　头部复位，放好
牙垫于唇齿之间

（12）一手固定导管牙垫，另一手固定第一条胶布，固定第二条胶布时可放松对导管牙垫固定，胶布的四端分别在双侧下颌角和两侧颧骨（图 6-31）。

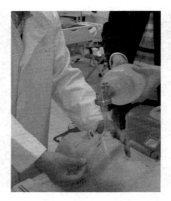

图 6-31 用胶布固定导管

（13）向主考官报告："气管插管操作完毕！"

注：竞赛或考核时助手由工作人员担任。气囊面罩及气管插管模型由工作人员准备。

二、现场气管插管术操作考核评分标准

气管插管术操作的考核评分标准见表 6-3。

表 6-3 现场气管插管术操作考核评分表

组别（ ）选手编号（ ）　　　裁判签名：

步骤	操作内容	标准分	扣分标准	实扣分
1	检查 8 件器械	2	未检查（-2 分）	
2	装镜片、检查光源	4	装镜片动作不正确（-1 分）、未检查光源（-2 分）	
3	检查导管型号、气囊有否漏气，置入导芯、塑形、润滑	6	未检查导管型号（-1.5 分），未检查气囊（-1.5 分），检查方法不对（-0.5 分）；未置入导芯、未塑形及未润滑每项（-1 分）	
4	准备胶布	4	未准备胶布（-2 分）	
5	挂听诊器	4	未挂听诊器（-2 分）	

续表

步骤	操作内容		标准分	扣分标准	实扣分
6	开放气道		5	未开放气道（-5 分），方法不正确扣（1~2 分）	
7	面罩通气 2 次		10	未面罩通气（-10 分），少通气 1 次（-3 分）；CE 手法不正确或通气时间过短酌扣（1~2 分）	
8	打开喉镜（计时开始），置入喉镜		15	撬动门齿（-10 分），插入食管（-15 分）	
9	置入导管：深度恰当（21~23 cm）		5	深度明显不恰当 -2 分	
10	固定导管，气囊充气，助手拔导芯并通气（计时结束）		5	未固定导管（-2 分），未气囊充气（-3 分）	
11	计时得分	大于 25 秒	15	（-15 分）	
		小于 25 秒且大于 20 秒		（-10 分）	
		20~15 秒		（-0 分）	
		小于 15 秒且大于 10 秒		加 2 分（右边给分时必须加 "+" 号）	
		小于 10 秒		加 3 分（右边给分时必须加 "+" 号）	
12	听诊		5	未听诊（-5 分），听诊部位顺序不准确或时间过快酌扣（1~2 分）	
13	放置牙垫		4	未放置牙垫（-4 分），牙垫缺口未对准导管（-2 分）	
14	拔出喉镜		4	未拔出喉镜（-4 分），未关喉镜电源（-2 分），关闭电源方法不正确（-1 分）	

步骤	操作内容	标准分	扣分标准	实扣分
15	头颅复位	4	未头颅复位（-4分），复位方法不正确酌扣（-2分）	
16	牙垫放唇齿之间	2	未将牙垫放唇齿之间（-2分）	
17	胶布固定	4	未胶布固定（-4分），八字形胶布操作不够规范酌扣（1~2分）	
18	操作顺序正确、流畅	2	操作顺序正确流畅不扣分，不流畅酌扣（1~2分）	
得分：100 -　　=			合计扣分	

附录　心血管急诊急救规范

一、BLS急救规范

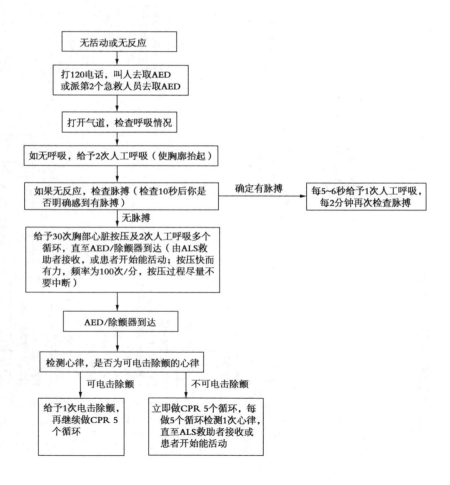

二、无脉搏心脏骤停急救规范

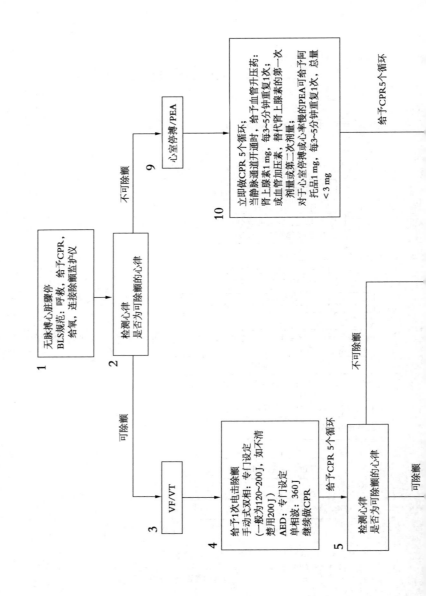

1 无脉搏心脏骤停
BLS规范：呼救，给予CPR，
给氧，连接除颤监护仪

2 检测心律
是否为可除颤的心律

可除颤

不可除颤

3 VF/VT

4 给予1次电击除颤
手动式双相：专门设定
（一般为120~200J），如不清
楚用200J
AED：专门设定
单相波：360J
继续做CPR

给予CPR 5个循环

5 检测心律
是否为可除颤的心律

可除颤

不可除颤

9 心室停搏/PEA

10 立即做CPR 5个循环；
当静脉通道开通时，给予血管升压药：
肾上腺素1mg，每3~5分钟重复1次；
或血管加压素，替代肾上腺素的第一次
剂量或第二次剂量；
对于心室停搏或心率慢的PEA可给予阿
托品1mg，每3~5分钟重复1次，总量
<3mg

给予CPR 5个循环

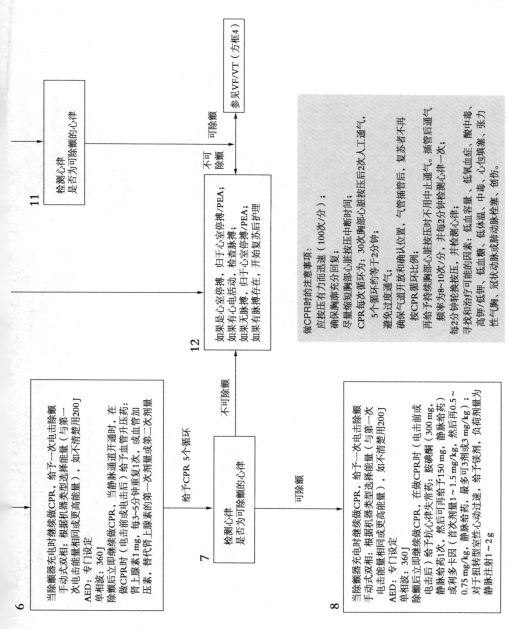

11
检测心律
是否为可除颤的心律

　　可除颤 → 参见VF/VT（方框4）

　　不可除颤

12
如果是心室停搏，归于心室停搏/PEA；
如果有心电活动，检查脉搏；
如果无脉搏，归于心室停搏/PEA；
如果有脉搏存在，开始复苏后护理

6
当除颤器充电时继续做CPR，给予一次电击除颤（与第一次电击能量相同或更高能量），如不清楚则用200J
AED：专门设定
单相波：360J
除颤后立即继续做CPR，当静脉通道开通时，在肾上腺素1mg，每3~5分钟重复1次，或血管升压素，替代肾上腺素的第一次剂量或第二次剂量

7
检测心律
是否为可除颤的心律

给予CPR 5个循环

　　不可除颤

　　可除颤

8
当除颤器充电时继续做CPR，给予一次电击除颤（与第一次电击能量相同或更高能量），如不清楚则用200J
AED：专门设定
单相波：360J
除颤后立即继续做CPR，在做CPR时（电击前或电击后）给予抗心律失常药：胺碘酮（300mg，静脉给药1次，然后可再给予150mg/kg，静脉给药），然后再0.5~0.75mg/kg，静脉给药，最多3mg/kg）；或利多卡因（首次剂量1~1.5mg/kg，最多3剂或3mg/kg）；对于扭转型室性心动过速，给予镁剂，负荷剂量为静脉注射1~2g

做CPR时的注意事项：
应按压有力而迅速（100次/分）；
确保胸廓充分回复；
尽量缩短胸部心脏按压中断时间；
CPR每次循环为：30次胸部心脏按压后2次人工通气，5个循环约等于2分钟；
避免过度通气；
确保气道开放和确认位置，气管插管后通气，插管后通气，复苏者不再
每5~6秒钟换气按压，并检测心律；
按CPR循环比例；
再每子持续胸部心脏按压时不用中止按压时，并每2分钟检测心律一次，频率为8~10次/分，并检测心律；
每2分钟轮换按压，并检测心律；
寻找和治疗可能的因素：低血容量、低体温、中毒、酸中毒、高钾/低钾、低血糖、低体温、心包填塞、张力性气胸、冠状动脉或肺动脉栓塞、创伤。

三、心动过速急救规范

1 有脉性心动过速

2 必要时ABC评估和处理；给氧；检测心电图（识别心律）、血压、血氧饱和度；寻找和治疗病因

症状持续

3 病情是否稳定：不稳定体征可包括神志改变、持续胸痛、低血压或其他休克体征（如果心率<150次/分，与心率相关的症状少见）

稳定型 / 不稳定型

4 立即实施同步电复律；建立静脉通道，如果病人清醒给予镇静剂；不要延迟电复律；如果发生无脉搏心脏骤停，参照无脉搏心脏骤停的急救规范

5 建立静脉通道；获取12导联心电图（如果可能）或心律记录；是否是窄的QRS波（时间<0.12秒）

6 窄QRS波，心律是否规则

规则 / 不规则

7 尝试刺激迷走神经手法；给予腺苷6 mg，快速静脉推注；如不能转复，给予12 mg快速静脉推注

11 不规则窄QRS波心动过速，可能是心房颤动或心房扑动或多源性房性心动过速（MAT）；请专家会诊

12 宽的QRS波；心律是否规则；考虑专家会诊

规则 / 不规则

13 如为室性心动过速或无法确诊的心律：胺碘酮150 mg，静脉注射，注射时间>10分钟，必要时

14 如为心房颤动伴差异传导：参照不规则窄QRS波心动过速（方框11）如为预激伴心房颤动（AF+WPW）请专家会诊

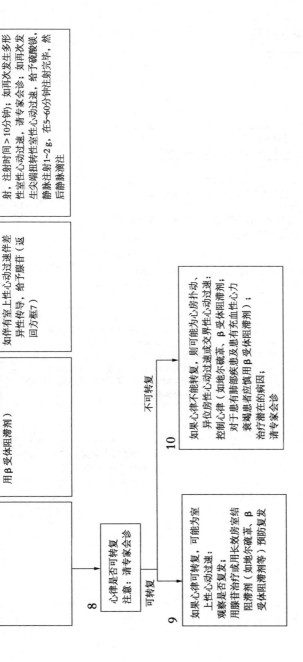

8 心律是否可转复
注意：请专家会诊

可转复

9 如果心律可转复，可能为室上性心动过速
观察是否复发；
用腺苷治疗或用长效房室结阻滞剂（如地尔硫䓬、β受体阻滞剂等）预防复发

不可转复

10 如果心律不能转复，则可能为心房扑动、异位房性心动过速或交界性心动过速
控制心律（如地尔硫䓬、β受体阻滞剂；对于患有肺部疾病及患有充血性心力衰竭患者应慎用β受体阻滞剂）；
治疗潜在的病因；请专家会诊

控制心率（如地尔小硫䓬、β受体阻滞剂；对于患有肺部疾病及患有充血性心力衰竭患者应慎用β受体阻滞剂）

可考虑注射，24小时最大剂量为2.2g；
准备同步电复律；
如伴有室上性心动过速伴差异性传导，给予腺苷（返回方框7）

患者无法用药至可耐受药剂（如腺苷、地尔硫䓬、维拉帕米）；
考虑用抗心律失常药（胺碘酮150 mg静脉注射，注射时间>10分钟；如用药次发生会诊，请专家会诊；如再次发生尖端扭转性室性心动过速，在5~60分钟注射完毕，然后静脉滴注）

评估过程中的注意事项：
确认人工气道位置并固定，确认静脉通路建立（如果可能）；请专家会诊；
准备进行电复律；
如病人变为不稳定型，请返回方框4；
方框9、10、11、13和14是专门为门诊设计供进行专家会诊使用；
冶疗可能原因：低血容量、中毒、低氧血症、心包填塞、酸中毒、高钾/低钾血症、低血糖、张力性气胸、冠状动脉或肺动脉栓塞、创伤（低血容量）、低体温

四、心动过缓急救规范

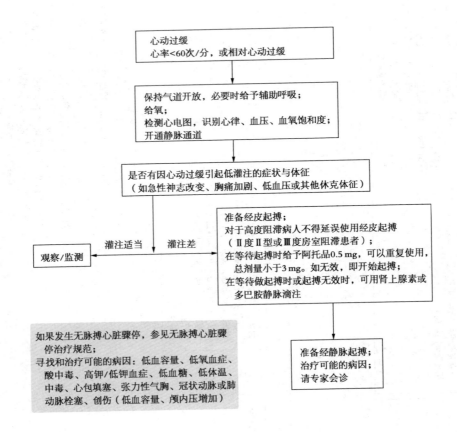

心动过缓
心率<60次/分，或相对心动过缓

保持气道开放，必要时给予辅助呼吸；
给氧；
检测心电图，识别心律、血压、血氧饱和度；
开通静脉通道

是否有因心动过缓引起低灌注的症状与体征
（如急性神志改变、胸痛加剧、低血压或其他休克体征）

灌注适当

观察/监测

灌注差

准备经皮起搏；
对于高度阻滞病人不得延误使用经皮起搏
（Ⅱ度Ⅱ型或Ⅲ度房室阻滞患者）；
在等待起搏时给予阿托品0.5 mg，可以重复使用，
总剂量小于3 mg。如无效，即开始起搏；
在等待做起搏时或起搏无效时，可用肾上腺素或
多巴胺静脉滴注

如果发生无脉搏心脏骤停，参见无脉搏心脏骤
停治疗规范；
寻找和治疗可能的病因：低血容量、低氧血症、
酸中毒、高钾/低钾血症、低血糖、低体温、
中毒、心包填塞、张力性气胸、冠状动脉或肺
动脉栓塞、创伤（低血容量、颅内压增加）

准备经静脉起搏；
治疗可能的病因；
请专家会诊

注：以上心血管急诊急救规范系笔者根据 AHA2005 国际复苏指南编译，供急诊医学同仁在工作中参考。

参 考 文 献

［1］王正国主编．灾难和事故的创伤救治．北京：人民卫生出版社，
2005

［2］王一镗，刘中民主编．灾难医学．镇江：江苏大学出版社，
2009

［3］《基础生命支持》编译组．基础生命支持．广州：中山大学出版社，2004

［4］美国心脏学会著．高级心血管生命支持．杭州：浙江大学出版社，2012

［5］卫生部国际紧急救援中心编．2000年心肺复苏和心血管急救国际指南．北京：海洋国际出版社，2002

［6］美国心脏学会著．医务人员基础生命支持．杭州：浙江大学出版社，2011

［7］美国心脏学会编著．健康从业人员人员高级心血管生命支持．北京：人民卫生出版社，2009

［8］王一镗主编．现场急救常用技术．北京：中国医药科技出版社，2003

［9］上海红十字会编著．现场初级救护手册．上海：上海交通大学出版社，2008

［10］王一镗主编．心肺脑复苏．上海：上海科学技术出版社，2001

[11] 李春盛主译．心肺复苏．北京:人民卫生出版社，2009

[12] 李春盛主译．急诊气道管理手册．北京:人民卫生出版社，2008

[13] 徐绍春，费国忠编著．家庭急救图典．上海:上海科学技术出版社，2006

[14] 上海市灾害防御协会编著．突发事件救护实用手册．上海:上海科学普及出版社，2009

[15] 郑静晨，侯世科，樊豪军主编．灾害救援医学．北京:科学出版社，2008

[16] 肖振忠主编．突发灾害应急医学救援．上海:上海科学技术出版社，2007

[17] 刘中民主译．麻省总医院创伤手册．北京:人民卫生出版社，2008

[18] 袁成录主译．急诊医学手册．北京:人民卫生出版社，2007

[19] 沈洪主编．急诊医学．北京:人民卫生出版社，2007

[20] 刘中民主编．急诊医学教程．上海:同济大学出版社，2008

[21] 朱继红，余剑波主译．危重症医学的操作技术和危创监护，北京:人民卫生出版社，2008

[22] 何孟乔，钟厚德，毛仁忠主编．实用急救学．上海:上海医科大学出版社，1998

[23] 叶轻舟，张玉斌编著．这样逃生最有效．哈尔滨:哈尔滨出版社，2008

[24] 黄伟铭译．实用急救医学图典．西安:陕西师范大学出版社，2005

[25] 王一镗主编．王一镗急诊医学．北京:清华大学出版社，2008

[26] 徐惠梁．上海市 1991~1995 年院前急救病种分析．中华急诊医学杂志，1997，6（3）:181~183.

[27] 徐惠梁．上海市院前急救病种分析．上海预防医学，1998，10（1）:30~32.

［28］徐惠梁,陆峰,管敏,等．123 例心脏骤停院前复苏成功分析．中华急诊医学杂志，2007，16（10）:1105~1107.

［29］张军根，王红妹．我国公众急救技能普及的现状与趋势．中华急诊医学杂志，2007，16（10）:1115~1117.

［30］徐惠梁．高级心血管生命支持（ACLS）实施者课程介绍．中国急救医学，2006，26（5）:363~365.

［31］徐惠梁，郭永钦，毛仁忠，等．通过中意合作培训项目的实施对提升我国急救培训能力的若干思考．中国急救医学，2004，24（9）:672~674.

［32］徐惠梁．医务人员急救专业培训班的课程设置．中国急救医学，1999，19（7）：插Ⅲ．

［33］徐惠梁．举办医务人员急救专业培训班 7 年的回顾与思考．中国急救医学，2002;22（1）:62.

［34］Lynn AC, David GL. Emergency care and transportion of sick and injury. Sixth ed. Rosemont: American Academy of Orthopaedic Surgeons, 1995.

［35］Bryan EB, Robert SP, Bruce RS. Paramedic Emergency Care. Third ed. New Jersey: Prentice-Hall, 1997.

图书在版编目（CIP）数据

实用现场急救手册/徐惠梁，王家瑜著. —上海：复旦大学出版社，
2015.8（2023.3 重印）
ISBN 978-7-309-11541-3

Ⅰ.实… Ⅱ.①徐…②王… Ⅲ.急救-手册 Ⅳ. R459.7-62

中国版本图书馆 CIP 数据核字（2015）第 135956 号

实用现场急救手册
徐惠梁 王家瑜 著
责任编辑/宫建平

复旦大学出版社有限公司出版发行
上海市国权路 579 号 邮编：200433
网址：fupnet@fudanpress.com http://www.fudanpress.com
门市零售：86-21-65102580 团体订购：86-21-65104505
出版部电话：86-21-65642845
常熟市华顺印刷有限公司

开本 890×1240 1/32 印张 6.75 字数 173 千
2015 年 8 月第 1 版
2023 年 3 月第 1 版第 6 次印刷

ISBN 978-7-309-11541-3/R·1476
定价：30.00 元